Christian Matthai, Thomas Wörz · Der hungrige Schüler

Christian Matthai, Thomas Wörz

Der hungrige Schüler

Auswege aus der Ernährungsfalle

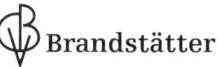 Brandstätter

Inhalt

Vorwort

Dass gesundes Ernährungsverhalten für ein vitales Leben von großer Bedeutung ist, weiß mittlerweile nahezu jede/r. Es ist aber weitaus weniger bekannt, wie viele Einflussfaktoren dabei eine Rolle spielen. Kinder und Erwachsene auf den Geschmack von Speisen zu bringen, die ihnen guttun, scheint ein steiniger Weg zu sein. Wer sich erst einmal an fettes, salzreiches und gezuckertes Essen gewöhnt hat, muss seine Geschmacksnerven erst wieder an Sanfteres gewöhnen, wer hastig, schnell und zwischendurch isst, muss erst wieder zur Ruhe finden!

Ruhe beim Essen, der Genuss desselben und der bewusste Umgang mit Lebensmitteln haben aber auch noch einen Nebeneffekt: den Verlust von ein paar Kilos. Und damit sind wir beim Thema: Tendenziell steigt die Zahl übergewichtiger Menschen an, auch unter unseren Kindern. Das Bild des übergewichtigen „Computerkindes" (in unserem Buch hat es sein Alter Ego im dicken Franzi), das seine Freizeit Pizza verdrückend vor dem Bildschirm verbringt, unter Haltungsschäden leidet und die wesentlichsten Bewegungsmuster verlernt hat, geistert als Schreckgespenst durch die Köpfe vieler Eltern. Wie viel vom Verhalten unserer Kinder ist aber ganz einfach ein Abbild unser selbst? Sehen uns unsere Kinder beim Genießen zu oder beim Aufwärmen und hastigen Verschlingen von Fertig- oder Halbfertigprodukten aus dem Supermarkt? Sind das Einkaufen für, das Zubereiten und das Einnehmen von Mahlzeiten bewusste familiäre Akte oder lästige zu erledigende Nebensachen?

Wonach hungern unsere Kinder wirklich? Nach Burgern oder nach Zuwendung? Was setzt sie unter Druck? Wovor haben sie Angst? Etwa davor, geforderte Leistungen nicht erbringen zu können? Und wie steht es mit unserer eigenen Angst, im Leben nicht zu entsprechen? Geben wir sie an unsere Kinder weiter? Womit bauen wir Stress ab? Mit Sport? Oder belohnen wir uns nach einem stressigen Tag mit Essen oder Alkohol?

Unsere Kinder beobachten uns und ahmen uns nach, weil sie uns lieben. Und wir lieben sie. Nur zeigen wir ihnen dies unter Umständen nicht in einer adäquaten Form. All diese Dinge haben Auswirkungen auf das Essverhalten unserer Kinder und auf lange Sicht gesehen auf deren Gesundheit.

„Der hungrige Schüler" möchte Ihnen Anregungen und Tipps dafür liefern, wie Sie und Ihre Familie zu einem genuss- und lustvollen Essverhalten (zurück)finden. Und er möchte Ihnen das Vorurteil nehmen, dass diese Veränderung ein Ding der Unmöglichkeit ist.

Es gibt nicht einen richtigen Weg, es gibt viele. Befassen Sie sich einfach mit den Kapiteln, die Ihnen wichtig erscheinen, und schlagen Sie bei Bedarf immer wieder nach. Geben

Sie sich Zeit, um die neuen Informationen zu verarbeiten. Rechnen Sie auch mit Rückschlägen. Aber geben Sie dem dicken Franzi eine Chance, in Bewegung zu kommen.

Wir wüschen Ihnen viel Spaß beim Lesen, viel Erfolg beim Umsetzen und vor allem viel Gesundheit!

Christian Matthai und Thomas Wörz

Wie steht es um unsere Kinder?

Zahlen, Daten & Fakten

Dicke Kinder wiegen nicht nur schwer, sie haben es auch schwer. Und die gesundheitlichen Probleme, die auf sie zukommen können, sind auch keine „Leichtgewichte". Wer als Jugendliche/r zu dick ist, hat mit großer Wahrscheinlichkeit auch als Erwachsene/r mit Gewichtsproblemen zu kämpfen. Und es kommt noch dicker: Untersuchungen zeigen, dass Menschen, die von klein auf übergewichtig sind, durchschnittlich um 7,2 Jahre kürzer leben als Normalgewichtige.

Jedes vierte Schulkind ist zu dick, bei etwa 20 Prozent der übergewichtigen Kinder lautet die Diagnose sogar Fettsucht/Adipositas. Diese ernst zu nehmende Erkrankung entwickelte sich in den vergangenen Jahrzehnten zur globalen Epidemie und bedroht immer öfter auch Kinder und Jugendliche. Neben dem persönlichen Gesundheitsrisiko stellt die Adipositas eines der größten gesundheitsökonomischen Probleme des 21. Jahrhunderts dar. Zahlreiche Zivilisationskrankheiten wie Diabetes, Bluthochdruck, diverse Herz-Kreislauf-Erkrankungen, Gelenksprobleme und Haltungsschäden können die Folgen jahrelangen Fehlverhaltens beim Essen sein.

In den USA sehen die Zahlen noch einmal düsterer aus: Die tägliche Kalorienaufnahme der Kinder hat sich zwischen 1977 und 2004 mehr als verdoppelt. Andererseits haben bereits mehr als die Hälfte aller 15-Jährigen die erste Diät hinter sich. 90 Prozent der Kinder haben reichlich an ihrem Körper auszusetzen, 40 Prozent der 10- bis 12-Jährigen sorgen sich um ihr Gewicht und bis zu einem Viertel experimentieren regelmäßig mit Abführmitteln, Pillen oder Ähnlichem.

Und bei uns? Im Auftrag des österreichischen Gesundheitsministeriums fassen das Institut für Ernährungswissenschaften der Universität Wien und die Österreichische Agentur für Gesundheit und Ernährungssicherheit (AGES) in regelmäßigen Abständen Statistiken für den aktuellen Ernährungsbericht zusammen.

40 Prozent der Erwachsenen sind übergewichtig. Dies ist das Ergebnis aus zu wenig Bewegung und ungesundem Essverhalten.

Gut ein Fünftel der Mädchen und gut ein Viertel der Jungen zwischen 7 und 14 Jahren sind übergewichtig, davon sind 6 beziehungsweise 9 Prozent adipös. Im Vergleich zum Ernährungsbericht aus dem Jahr 2008 ist die Anzahl der Übergewichtigen bei den Mädchen von 10 auf 16 Prozent und bei den Jungen von 12 auf

17 Prozent gestiegen. Die adipösen Fälle sind hier nicht mit einberechnet. Zusätzlich bestätigen geografische Analysen ein Ost-West-Gefälle. Kinder, die im Osten Österreichs aufwachsen, sind von Gewichtsproblemen öfter betroffen als diejenigen im Westen.

In der 2010 veröffentlichten HBSC-Studie (Health Behaviour in School-aged Children) wurden SchülerInnen zwischen 11 und 17 Jahren aus insgesamt 40 Staaten untersucht, um deren Lebensstil und Gesundheitszustand zu evaluieren. Für Österreich brachten die Resultate wenig Erfreuliches: 17,2 Prozent der SchülerInnen leiden unter Einschlafstörungen, 14,4 Prozent unter häufigen Kopfschmerzen. Nur 20,4 Prozent halten sich an die Empfehlung, sich mindestens 1 Stunde pro Tag körperlich zu betätigen. Im Durchschnitt verbringen SchülerInnen während der Woche 5 Stunden und in schulfreien Zeiten 7 Stunden pro Tag vor dem Computer oder vor dem Fernsehapparat.

57,6 Prozent essen nicht täglich Obst oder Gemüse, dafür konsumieren 39 Prozent täglich Süßes oder Limonaden oder auch beides.

32,6 Prozent der 17-Jährigen rauchen täglich und 60,4 Prozent der 17-Jährigen trinken mindestens einmal pro Woche Alkohol. Knapp jede/r fünfte Jugendliche zwischen 15 und 17 gibt an, zumindest bereits einmal Cannabis konsumiert zu haben.

Ergebnisse anderer Untersuchungen zeigen, dass die Mehrheit der Kinder weder auf einem Bein stehen noch rückwärts laufen oder Purzelbäume schlagen kann. Offensichtlich hat die junge Generation einfachste Bewegungsmuster verlernt.

Egal ist uns das scheinbar nicht: Eine Online-Befragung der Sophie Karmasin Market Intelligence GmbH vom Juni 2012 ergibt, dass Österreichs Eltern sehr wohl auf die kulinarische Erziehung ihrer Kinder wertlegen.

77 Prozent der Befragten wollen ihr Bewusstsein für gesunde Ernährung bilden, 71 Prozent wollen, dass ihre Kinder bewusst wahrnehmen, was gegessen und getrunken wird, 57 Prozent wünschen sich Freude am Ausprobieren neuer Lebensmittel und 55 Prozent möchten, dass ihre Kinder beim Essen Qualitätsunterschiede erkennen.

Deswegen verfolgen wir einen Plan: Der nationale Aktionsplan Ernährung (NAP Ernährung) ist eine bundesweite Initiative mit dem Ziel, das Ernährungsverhalten der ÖsterreicherInnen zu verbessern. Gesundes Essen soll zukünftig nicht nur Akzeptanz finden, sondern auch attraktiv werden. Damit dies gelingt, müssen Emotionen geschaffen werden, die sowohl die Herzen der Kinder als auch die der Erwachsenen erreichen.

Obwohl die Eltern und das familiäre Umfeld die wohl wichtigsten Grundvoraussetzungen für ein gesundes und wachstumsgerechtes Ernährungsverhalten darstellen, bleibt der Appell an die Erziehenden oft ungehört. Dabei würde gerade das in der Kindheit Erlernte eine ganz wesentliche Rolle spielen …

Die Elternrolle – schmeckt Ihnen das?

Wenn der Stress nachlässt, profitiert die Beziehung

Schläft Ihr Kind schon? Sind Sie ganz sicher? Oder haben Sie gerade etwas gehört? Wollen Sie noch einmal nachsehen? Oder noch schnell die E-Mail beantworten, die Sie schon den ganzen Tag über beschäftigt? Können Sie sich hundertprozentig auf das Lesen dieses Buches konzentrieren?

Selbstverständlich haben Sie vor, Kapitel für Kapitel gewissenhaft aufzusaugen und alle Ratschläge schnellstmöglich in die Tat umzusetzen. Sie wissen ja: Die Nachbarskinder essen Rote Rüben und freuen sich über einen Apfel im Schulrucksack. Und Ihr Kind? Das schreit täglich nach Pommes und Burgern. Dies gilt es zu ändern!

Ein neues Kochbuch haben Sie im Internet bereits geordert. Die Adresse des Bio-Supermarkts wird demnächst im Navi gespeichert. Und wenn wir schon bei Vorsätzen sind: Wann waren Sie das letzte Mal im Fitnesscenter? Wie lange zahlen Sie eigentlich schon die Mitgliedsgebühr? Liebe Leserin, lieber Leser: Sind Sie etwa gestresst?

Lassen Sie uns Ihre Situation wissenschaftlich analysieren und damit beginnen, Ihre Elternrolle mit all ihren Herausforderungen zu betrachten. Danach folgen Tipps, wie Sie Ihren

Stresspegel herunterfahren können. Sie sind dadurch besser in der Lage, sich auf Ihr Kind einzulassen – und Ihr Kind auf Sie. Wir schaffen die Grundvoraussetzung für eine erfolgreiche Ernährungsumstellung.

Analyse und wissenschaftliche Aspekte

Durch wirtschaftliche und gesellschaftliche Rahmenbedingungen stehen Eltern vor enormen Herausforderungen und unter großem Stress. Der täglichen beruflichen und privaten Gesamtbelastung sowie den überhöhten Ansprüchen, der Elternrolle gerecht zu werden, stehen sehr eingeschränkte soziale und zeitliche Ressourcen gegenüber. Fehlende Rückzugsmöglichkeiten aufgrund schwieriger Familienverhältnisse, wenig Zeit für Freunde und Vertrauenspersonen und kaum Einfluss auf individuelle Freizeitgestaltung fördern ein Ungleichgewicht der Belastungs-Erholungs-Bilanz. Hinzu kommen eine zunehmende Beschleunigung im Bereich der Kommunikationstechnologien, ständige Erreichbarkeit, Fremdbestimmung, fehlende Kompetenzen im Umgang mit Stress sowie der eigene innere Erwartungsdruck, allen Anforderungen zu entsprechen. Die Grenze der psychophysischen Belastbarkeit ist erreicht.

All diese Ansprüche und Erwartungen erzeugen chronischen Stress und führen zu unterschiedlichen psychosomatischen Veränderungen. Besonders bemerkenswert sind dabei Einschränkungen in der Wahrnehmungsfähigkeit. Die Qualität der Sensorik (fühlen, riechen, schmecken, sehen, hören) verringert sich nach und nach. Der Kontakt zu sich selbst geht verloren. Mögliche Folgen: Befindlichkeitsstörungen, Krankheiten und Burn-out.

Dieser Stress wird von den Erwachsenen auf die Kinder übertragen. Anforderungen und Erwartungen der Eltern und die Fähigkeiten der Kinder und Jugendlichen, diese zu erfüllen, führen zu einem Ungleichgewicht und zu Überforderung auf beiden Seiten. Das wirkt sich auf die Erziehung und den Umgang mit Kindern problematisch aus.

Typische Erziehungsfallen

Erziehung als Wettbewerb. Eltern wollen ihre Kinder zu den GewinnerInnen in dieser Gesellschaft machen. Sie werden also beim Baby-Englisch angemeldet, und wenn nicht das, so wenigstens – etwas später – zum Klavierunterricht. Sportliches Talent heißt es mit Fußball oder Ballett zu fördern – alles verbunden mit reichlich Logistik und Zeitplanung. Das bedeutet Stress, der nicht nur die Erziehungsberechtigten belastet, sondern den Kindern die Chance nimmt, sich langsam und gesund zu entwickeln. Heranwachsende gewinnen dadurch den Eindruck, sie würden nur geliebt, wenn sie erfolgreich sind und in allen Lebenslagen diszipliniert. Vergleiche mit scheinbar „besseren" Kindern tun das Übrige. Resultat: Diese Kinder übernehmen die Sichtweise der Erwachsenen und definieren ihren Selbstwert fast ausschließlich über Leistung.

Eltern im Spannungsfeld. Die Zeiten, in denen die Rollen in der Erziehung klar auf Mutter und Vater verteilt waren, sind vorbei. Neue Familienstrukturen, der Wunsch nach Selbstverwirklichung und steigende Ansprüche am Arbeitsplatz verlangen in jeder Hinsicht Flexibilität. Um den materiellen und gesellschaftlichen Ansprüchen Genüge zu tun, ist es oft notwendig, dass beide Elternteile arbeiten. Das Spannungsfeld, das sich für sie auftut, ist enorm: Auf der einen Seite stehen die Ansprüche der Kinder nach Erziehung, Zuneigung, Liebe, Wertschätzung, Geduld, Aufmerksamkeit und Förderung der Talente. Auf der anderen Seite stehen die Ansprüche der Erwachsenen: Selbstverwirklichung in Beruf und Freizeit, finanzieller Wohlstand, ausgefülltes Beziehungsleben. Das alles unter einen Hut zu bringen ergibt – Sie erraten es – puren Stress.

Heranwachsen in einer neuen Dimension. Die Generation der Eltern hat im Garten gespielt, die heutige Jugend treibt sich in der unendlichen Welt des Internets herum. Keine Chance, die Gefahren und Risiken in ihrer Dimension komplett zu überblicken. Es bedarf eines großen Zeitaufwands, Information und Energie, um Kinder aufzuklären und zu schützen. Hinzu kommt, dass den Eltern die zur Verfügung stehenden zeitlichen und sozialen Ressourcen weitgehend fehlen, um immer „up to date" zu sein.

Wissen ist Ohnmacht. Die gesellschaftlichen Anforderungen und immer neue Erkenntnisse zum Thema „richtige Erziehung" führen zu einem perfektionistischen Erwartungsdruck. Kinder müssen sich bewegen, Kinder müssen gesund essen, Kinder müssen Grenzen erfahren, Kinder müssen soziale Kompetenz erlernen. Die Latte liegt für Kinder und Eltern hoch – zu hoch. Eltern sind mit unnatürlich vielen Handlungs-anleitungen in der Kindererziehung konfrontiert. Sie möchten entsprechen, nur das Beste für ihren Nachwuchs und bloß nichts falsch machen. Der Druck, der auf diese Art und Weise entsteht, ist nicht nur eine große Belastung für die Eltern, sondern steht den natürlich-intuitiven Verhaltensweisen in der Erziehung im Weg.

Wenn Jugendliche überfordert werden, reagieren sie ängstlich. Sie distanzieren sich von den Erwachsenen und zie-hen sich zurück. Jüngere Kinder wollen unbewusst mehr Auf-merksamkeit einfordern und nerven. Wenn Kompetenzen und Erfahrungen im Umgang mit Stress fehlen, liegt die Schwelle der Frustrationstoleranz niedrig. Auch aus diesem Grund sind Kinder und vor allem Pubertierende häufig nicht so belastbar und reagieren bereits bei kleinen Problemen überfordert und gereizt. Sie sind „übersensibel" und können mit gestressten, unberechenbaren und labilen Eltern schon gar nicht umgehen. Sie laufen Gefahr zu resignieren, das Leben als sinnlos zu empfinden.

Ein fataler Kreislauf, der sich auf das Essverhalten und auf die unterschiedlichen Bedürfnisse und körperlichen Verän-derungen unserer Kinder und Jugendlichen auswirkt.

Lösungsvorschläge und Tipps

Atmen Sie tief durch und nehmen Sie sich den Druck, perfekt zu sein. Gehen Sie nicht zu streng mit sich selbst um. Sie geben ohnehin Ihr Bestes und machen einen guten Job!

Sehen Sie die folgenden Tipps nicht als Belehrung und Besserwisserei, sondern als Anregung, auf sich selbst und Ihren Energiehaushalt zu achten und zu experimentieren, wie Sie die Kindererziehung mit Spaß und Abenteuerlust gestalten können.

Bauen Sie die folgenden Ideen auf Ihren persönlichen Erfahrungen auf und setzen Sie sie spielerisch um.

1. Fragen Sie sich: Wie möchte ich auf mein Kind wirken? Versuchen Sie sich vorzustellen, wie Sie entspannt zuhören können und mit dem Kind aufmerksam spielen.

2. Versetzen Sie sich in Ihre Kindheit bzw. in Ihre Jugend: Welche Geschichten haben Sie als spannend empfunden? Welche Bilder haben Ihnen Mut und Zuversicht gegeben? Sie werden Ihr Kind wieder besser verstehen können – und Ihr Kind Sie.

3. Welche Seiten des Elternseins finden Sie attraktiv? Gibt es Dinge, die Sie voreilig als negativ betrachten, die Sie in Wahrheit aber weiterbringen? Gehen Sie bei der Beantwortung dieser Fragen neugierig vor wie ein Forscher und durchleuchten Sie Ihre ErzieherInnen-Rolle: Ist sie nicht auch aufregend und spannend? Damit können Sie Ihre Situation leichter akzeptieren, die Anspannung lässt nach.

4. Beruhigen Sie sich, bevor Sie nach einem Arbeitstag auf Ihr Kind treffen: Verlangsamen Sie Ihr Tempo, nehmen Sie einige tiefe Atemzüge. Kurz die Muskulatur anspannen und wieder auslockern, den Blick in die Ferne schweifen lassen.

So gewinnen Sie Abstand von negativen Emotionen und einem anstrengenden Arbeitstag. Ein sogenanntes Ruhebild – das ist die Vorstellung einer entspannenden Situation unter Einbeziehung der Sinne – kann in dieser Phase sehr nützlich sein.

5. Was will ich, was will mein Kind? Stellen Sie die Entwicklungsmöglichkeiten und den Kreativitätsdrang Ihres Kindes vor eigene festgefahrene Verhaltensmuster (penibler Sauberkeitswahn, Ehrgeiz im Sport und Ähnliches).

6. Nutzen Sie die Zeit mit Ihrem Kind, indem Sie versuchen, ganz im Hier und Jetzt zu sein!

7. Vor allem gilt: Achten Sie auf sich selbst! Ihre innere Balance ist wichtig, dann können Sie sich besser auf Ihr Kind einlassen. Schaffen Sie sich eigene Freiräume. Auch Sie brauchen Regenerationsphasen. Vergessen Sie Ihre eigenen Hobbys in der Wochenplanung nicht! Dort holen Sie sich die Energie, die Sie für den Alltag brauchen. Gehen Sie mit Ihrem/Ihrer PartnerIn ins Kino. Gönnen Sie sich ein Wochenende zu zweit. Wenn sich Partner gut verstehen, bringen sie mehr Geduld für ihren Sprössling auf.

Die Figur liegt bei uns in der Familie!

Gründe und Ausreden für überschüssige Kilos

Es sind die Gene, die Hormone, ein „schlechter Stoffwechsel", die schweren Knochen. Das und vieles mehr behaupten wir, wenn es darum geht, unseren „kräftigen Körperbau" zu verteidigen. Das stimmt – nur teilweise.

Bis heute ist immer noch nicht vollends geklärt, warum manche Menschen schneller zunehmen als andere. Zahlreiche Faktoren können dazu beitragen, dass Übergewicht und Fettsucht entstehen. Gewiss ist, dass die Hauptursache dafür in einem fehlerhaften Ernährungsverhalten und einer daraus resultierenden positiven Energiebilanz zu finden ist. Sprich, wir führen mehr Kalorien zu, als wir verbrauchen. So einfach scheint das in den meisten Fällen zu sein.

Tatsächlich ist es aber viel komplizierter. Der Stoffwechsel hängt von unzähligen Einflussfaktoren ab und variiert von Mensch zu Mensch. Die Gene scheinen dabei tatsächlich eine wichtige Rolle zu spielen. Sie können aber keinesfalls allein dafür verantwortlich gemacht werden, dass wir zu dick sind. Wer mit einer in Bezug auf den Fettstoffwechsel ungünstigen *genetischen Veranlagung* geboren wurde, muss sich keinesfalls mit seinem Schicksal abfinden. Nur müssen die Betroffenen ihren Lebensstil noch bedachter gestalten als Menschen, die genetisch begünstigt sind. Die Erbanlagen spielen im großen „Netzwerk Stoffwechsel" glücklicherweise nur eine – möglicherweise sogar untergeordnete – Rolle.

Der *individuelle Stoffwechsel* stellt eine weitere wichtige Säule im Rahmen des Gewichtsmanagements dar und legt fest, ob wir gute oder schlechte „Futterverwerter" sind. Das *Geschlecht*, das *Lebensalter*, die *Körpergröße*, das *Körpergewicht* und die *Zusammensetzung unseres Körpers* sind weitere Einflussfaktoren. Wer aufgrund seiner Veranlagung oder als Ergebnis regelmäßiger körperlicher Betätigung über einen hohen Muskelanteil verfügt, darf auch mehr essen als Menschen mit einem niedrigen Magermassenanteil. Unsere Muskeln verbrauchen nämlich jede Menge Energie.

Übergewicht den schweren Knochen zuzuschreiben, gilt nicht als Argument und bleibt eine (schlechte) Ausrede. Es gibt zwar Menschen mit einer größeren Knochenmasse, es handelt sich hierbei aber bestenfalls um ein paar Hundert Gramm Unterschied im Vergleich zu anderen.

Ein relativ neu aufgegriffenes und zurzeit intensiv beforschtes Thema beschäftigt sich mit der bakteriellen Zusammensetzung des Darms. Im Mittelpunkt des Interesses steht hierbei die Gesamtheit aller sich in unserem Darm befindlichen Bakterien, das sogenannte *Mikrobiom*. Neue Studien weisen darauf hin, dass die Zusammensetzung der Bakterienflora nicht nur das Risiko für Erkrankungen mitbestimmt, sondern auch an der Entstehung von Übergewicht beteiligt sein kann. Dicke Menschen weisen eine andere Bakterienkonstellation auf als schlanke beziehungsweise verändert sich die Zusammensetzung der Darmbakterien während einer Diät. Die genauen Zusammenhänge sind noch unklar und bedürfen weiterer wissenschaftlicher Untersuchungen.

Auch der *Geburtsmodus* scheint diesbezüglich von Bedeutung zu sein. Forscher haben herausgefunden, dass Kinder, die mittels Kaiserschnitt zur Welt kommen, eine andere bakterielle Zusammensetzung im Darm aufweisen als Kinder, die auf normalem Wege das Licht der Welt erblicken. Diese Tatsache scheint wiederum mit einem erhöhten Risiko für Übergewicht verbunden zu sein.

Auch das *Gewicht der Mutter während der Schwangerschaft* ist für das Kind von Bedeutung. Mittlerweile ist bekannt, dass sowohl krankhaftes Übergewicht als auch Unterernährung der Schwangeren mit einem erhöhten Risiko für Übergewicht und Fettleibigkeit beim Neugeborenen verbunden sind.

Auch *hormonelle Störungen* können zur Gewichtszunahme führen. Bei Kindern kommen sie aber eher selten vor. Die Unterfunktion der Schilddrüse (Hypothyreose) stellt dabei das wohl häufigste Hormonproblem dar, eine Erkrankung, die das weibliche Geschlecht weitaus öfter betrifft.

Der *Schlaf* ist für unsere Gesundheit, unser seelisches Wohlbefinden und auch für unsere Figur von großer Bedeutung. Das gilt für Erwachsene und Kinder gleichermaßen. Studien auf dem Gebiet der Schlafforschung belegen, dass eine kurze Schlafdauer, eine hohe Schlafdauervariabilität und Schlafprobleme im Allgemeinen die Entstehung von Übergewicht bei Kindern und auch bei Erwachsenen begünstigen können. Wer schlecht oder zu kurz schläft, ernährt sich tendenziell ungesünder und isst auch mehr.

Der allgegenwärtige *Bewegungsmangel* zählt zu den größten Risikofaktoren für Übergewicht. In vielen Fällen kommt es dadurch zum bereits erwähnten Ungleichgewicht zwischen Energiezufuhr und Energieverbrauch zugunsten der Zufuhr. Besteht dieses Ungleichgewicht zu lange, resultiert daraus unweigerlich eine Zunahme der Körperfettmasse, was wiederum die diversen „Zivilisationskrankheiten" wie Diabetes, Bluthochdruck, Herz-Kreislauf- und sogar Krebserkrankungen zur Folge haben kann. Im Endeffekt scheitert eine ausgeglichene Bilanz zwischen

Energiezufuhr und Energieverbrauch in den meisten Fällen an unserer Bequemlichkeit – lieber doch mit dem Auto in den Supermarkt, das Fahrrad müsste ja erst aufgepumpt werden – und dem zu häufigen Gang zum Kühlschrank.

Aber Achtung: Unsere Faulheit steht unter Beobachtung, und auch die Kartoffelchips-Packung, die auf dem Couchtisch liegen geblieben ist, bleibt nicht unentdeckt. Wie können uns unsere Kinder ernst nehmen, wenn wir ihnen die Knabbereien vor dem Fernseher verbieten, uns selbst aber nicht an unsere eigenen Regeln halten?

Bei diesen Punkten gilt es primär anzusetzen und unseren Kindern als gutes Beispiel voranzugehen. Oder zu laufen oder zu radeln. Die Fahrradpumpe müsste doch irgendwo sein ...

Wasser predigen, aber Cola trinken

Ein Blick in den Spiegel: So werden Sie ein Vorbild

Haben Sie sich nicht längst vorgenommen, täglich frisch zu kochen, und heute trotzdem wieder Pizza aufgewärmt? Natürlich versuchen Sie Ihr Bestes, Ihr Kind ausgewogen und gesund zu ernähren. Doch essen Sie selbst lieber Bananen oder eine Tafel Vollmilchschokolade? Knabbern Sie, während Sie in diesem Buch lesen, an einer Karotte oder an Kartoffelchips? Kann Ihr Kind Ihre Ratschläge ernst nehmen? Nehmen Sie Ihre eigenen Ratschläge ernst?

Fakt ist nämlich: Ihr Verhalten beeinflusst das Verhalten Ihres Kindes. Darum betrachten wir in diesem Kapitel den wesentlichsten Faktor in Sachen Ernährungsumstellung: Sie selbst!

Analyse und wissenschaftliche Aspekte

Verhaltensweisen werden durch Beobachtung und Nachahmung erlernt. Dies trifft besonders auf das Ernährungsverhalten zu. Dementsprechend groß ist der Einfluss der Eltern auf ihre Kinder. Schon in der Steinzeit folgten die Heranwachsenden dem Beispiel der Erwachsenen – so minimierten sie die Gefahr, Ungenießbares zu essen.

Ein paar Studien: Laut Schmelz (o. J.) zeigt sich, dass 1- bis 4-jährige Kinder doppelt so häufig eine neue Speise ausprobieren, wenn diese zuvor von den Eltern gegessen wurde. Die Briten Coulthard und Blisset (2009) haben herausgefunden, dass die Menge an Obst und Gemüse, die kleine Kinder essen, ähnlich derjenigen ist, welche die Mutter zu sich nimmt.

Nach einer Studie von Addessi et al. (2005) probieren 2- bis 5-jährige Kinder ein für sie neues Lebensmittel eher, wenn gleichzeitig ein/e Erwachsene/r ein Lebensmittel in derselben Farbe isst.

Kinder merken sofort, wenn Dinge gepredigt, aber nicht umgesetzt werden. Drängen die Eltern beim Abendessen auf frisches Gemüse, essen selbst aber Schmalzbrote, werden die Kinder auch ein Schmalzbrot wollen.

Der Einfluss der Spiegelneuronen

Wenn zum Beispiel eine Person einen Apfel isst und eine andere dabei zusieht, spielen sich in beiden Köpfen ähnliche Erregungsmuster ab. Das haben Experimente belegt. Beim Lernen durch Beobachtung werden im Gehirn Vernetzungen aktiviert. Es handelt sich dabei um sogenannte Spiegelneuronen (vgl. Hüther 2006; Bauer 2006). Spiegelneuronen wirken dann, wenn es sich um eine vertraute Bezugsperson handelt. Maschinen lösen beim Beobachter keine entsprechenden Reaktionen im Gehirn aus. Je größer die Identifikation mit dem Modell, umso leichter ist es, intuitiv Bewegungen und Verhaltensweisen zu übernehmen (vgl. Wörz 2011).

Kinder, die mit negativen oder destruktiven Erscheinungsbildern zu tun haben, werden deren negative Verhaltensweisen, Körpersprache und Essgewohnheiten übernehmen. Gut gemeinte Ratschläge können sie nicht annehmen.

Extreme Spannungsfelder erleben Kinder in dieser Hinsicht außerhalb der Familie. Teenager handeln unter Gruppendruck oder -zwang oft gegen Ihre eigenen Interessen. So stellen sie extrem laute Musik nach außen als angenehm dar, obwohl ihre Körper darunter leiden und Widerstände entwickeln. Um dabei zu sein, um zur Gruppe zu gehören, gehen Jugendliche innere Konflikte ein. Sie tun Dinge, die ihnen schaden, weil ein stärkeres primäres Bedürfnis wie „Dazugehören" gestillt werden möchte. Die natürlichen Gefühle und Signale, die sie vor körperlichen Beeinträchtigungen warnen, nehmen sie nicht mehr wahr. Jugendliche trinken Alkohol, essen Fast Food und Süßigkeiten, weil es in der Gruppe cool ist, aber körperlich fühlen sie sich nicht immer wohl dabei. Vielleicht kennen Sie das Phänomen auch selbst.

Lernen von den Kids

Die DONALD-Studie des Dortmunder Forschungsinstituts für Kinderernährung (vgl. Alexy et al. 1999) kam zu dem verblüffenden Ergebnis, dass das Ernährungsverhalten von Jugendlichen sogar gesünder ist als jenes von Erwachsenen. Optimal ist es deswegen noch lange nicht. Jugendliche essen zu fett, zu süß und zu wenig Obst und Gemüse. Wie schlimm steht es dann aber um die Ernährung der Erwachsenen, ihrer Vorbilder? Hier erleben wir eine Art Paradoxon.

Lösungsvorschläge und Tipps

Wenn Sie sich ein bestimmtes Ernährungsverhalten Ihrer Kinder wünschen, müssen Sie es vorleben – in allen Bereichen.

1. Seien Sie nicht zu perfektionistisch und zu streng zu sich und Ihrem Kind.
2. Versuchen Sie sich Ihrer eigenen Haltung zum Leben bewusst zu sein – klären Sie Ihr Ernährungsverhalten für sich selbst ab. Legen Sie Wert auf einen Familienesstisch? Kaufen Sie regional und saisonal oder lieber Fertigprodukte? Was würde sich in Ihrem Leben verändern, wenn Sie sich bewusster ernähren – und was im Leben Ihres Kindes? Ein gesundes Essverhalten Ihres Kindes lässt sich ausschließlich über Ihre Haltung und Grundeinstellung realisieren.
3. Denken Sie daran, dass Sie von Ihrem Kind permanent bewusst, aber auch unbewusst wahrgenommen werden und Ihr Verhalten sich auf das Ihres Kindes übertragen kann. Wenn Sie also oft Diät halten, wird Ihr Kind das auch tun wollen.
4. Machen Sie sich Ihre Vorbildfunktion bewusst. Wenn Sie selbst den Spinat nicht essen, können Sie noch so positiv darüber reden, Ihr Kind wird es Ihnen nicht abnehmen. Wie wollen Sie als gutes Vorbild wahrgenommen werden?
5. Probieren Sie das Folgende gleich morgen aus: Bereiten Sie für sich selbst ein Vollkornbrot mit Tomaten, Gurken und Paprika zu. Schneiden Sie es in kleine Häppchen, die

Sie liebevoll dekorieren. Dann verzehren Sie Ihr Werk langsam und genüsslich im Beisein Ihres Kindes. Jede Wette, Ihr Kind möchte auch ein Häppchen? Auch wenn es schwerfällt: Geben Sie etwas ab. Sie haben damit einen wichtigen Schritt getan.

Einkaufen? Kochen?

Bei dem Stress?

Nehmen die hektischen Zeiten in unserem Leben überhand, überkommt uns das Bedürfnis, unseren Alltag zu vereinfachen. In vielen Fällen betreffen die Maßnahmen sowohl unser Ernährungsverhalten als auch das Ausmaß an Bewegung. Weil alles schnell und möglichst einfach von der Hand gehen soll, achten wir (noch) weniger auf das, was wir essen. Fast Food und Convenience-Produkte machen sich auf unserem Speiseplan breit. Um uns zu schonen und mit den Energien hauszuhalten, reduzieren wir jegliche körperliche Aktivität auf ein Minimum. Eigentlich machen wir genau das Gegenteil von dem, was uns guttäte.

Egal ob Groß oder Klein, wir Menschen lechzen in Stresssituationen nach ganz bestimmten Lebensmitteln. Wir wollen Essen, das uns beruhigt, uns für das Erlebte entschädigt und uns die Kraft zurückgibt, die uns „geraubt" wurde. Schnell verfügbare Energie ist gewünscht und diese finden wir vor allem in Süßem und Fettigem. Im schlimmsten Fall in einer Kombination aus beidem. Warum aber machen uns in schwierigen Lebensphasen Schokolade, Eiscreme und Junk Food glücklicher als Obst und Gemüse?

Dieses Phänomen hat hormonelle Hintergründe und lässt sich erklären: In belastenden Situationen produziert der Körper vermehrt Stresshormone, allen voran Kortisol, ein Nebennierenhormon aus der Gruppe der Glukokortikoide. Es ist unter anderem dafür verantwortlich, dass der Körper nach schnell verfügbarer Energie verlangt. Kortisol verursacht aber nicht nur Heißhungergelüste, sondern sorgt zusätzlich dafür, dass die Energie, die wir über das Essen zuführen, effizient verwertet und gespeichert wird – als (Bauch-)Fett. Das hatte einen ganz speziellen und vor vielen Jahren durchaus sinnvollen Hintergrund: Kortisol bereitete den gesamten Stoffwechsel auf Flucht- und Kampfsituationen vor. In solchen bedrohlichen Phasen war es notwendig, energetisch optimal versorgt zu sein. Heute brauchen wir das nicht mehr.

Was wir in Stresssituationen aber tatsächlich brauchen, sind Vitalstoffe: Sowohl physische als auch emotionale Anspannung verbraucht Vitalstoffe, die für unsere Gesundheit und unser Wohlbefinden essenziell sind. Defizite im Vitalstoffhaushalt erhöhen das Risiko, an einem Burn-out-Syndrom oder dem chronischen Erschöpfungs- und Abgeschlagenheits-Syndrom *(Chronic fatigue syndrome)* zu erkranken.

Aus diesem Grund ist es in belastenden Lebensphasen noch wichtiger, auf eine besonders vitalstoffreiche, gesunde Ernährung zu achten. Und natürlich leiden auch unsere Kinder unter Stress – vor allem dann, wenn wir den unseren auf sie übertragen.

Welche Vitalstoffe brauchen meine Kinder?

Nahrung aufzunehmen hat für uns dreierlei Bedeutung: In erster Linie liefert sie Energie. Zweitens vervollständigt sie durch gemeinsame Genussmomente das gesellschaftliche Beisammensein und drittens versorgt sie uns mit lebenswichtigen Inhaltsstoffen.

In Bezug auf den Nährstoffgehalt von Lebensmitteln unterscheiden wir zwischen den Makro- und den Mikronährstoffen. Zu den Makronährstoffen gehören Eiweiß, Fette und Kohlenhydrate. Zu den Mikronährstoffen gehören unter anderem sämtliche Vitamine, Spurenelemente oder Mineralstoffe. Diese sogenannten Vitalstoffe sind für ein intaktes Immunsystem unverzichtbar und spielen auch für unser körperliches Wohlbefinden eine große Rolle. Ein Mangel an Vitalstoffen kann mit schweren Erkrankungen einhergehen.

Verschiedene Personengruppen und Menschen in bestimmten Lebensphasen haben einen besonders hohen Vitalstoffbedarf. Zu diesen gehören Kranke, alte Menschen, aber auch Kinder und Jugendliche. Gerade sie brauchen für altersentsprechende Wachstumsvorgänge und adäquate körperliche Entwicklungsprozesse andauernd Vitalstoffe – und das in großer Menge.

Um ausreichend davon zuzuführen, eignet sich eine obst- und gemüsereiche Kost am besten. Wer viel Obst und Gemüse isst, bekommt alles, was er/sie braucht.

Neben der richtigen Wahl spielen auch die Frische und die Zubereitungsart der Nahrungsmittel eine bedeutende Rolle. Produkte mit langen Transportwegen und Lagerungszeiten haben bis zum Verzehr einen Teil ihrer Vitalstoffe verloren. Lichtexposition und Lagerungsvorgänge führen in nicht unbeträchtlichem Ausmaß zu einem Verlust an Vitalstoffen. Aus diesem Grund sollten wir uns auf frische regionale und saisonale Lebensmittel konzentrieren.

Für die Zubereitungsart der Lebensmittel gilt: je schonender, umso besser. Es darf, muss aber keinesfalls immer Rohkost gegessen werden. Garen, Dünsten, Dämpfen, Kochen oder die Zubereitung bei niedriger Temperatur im Backofen gelten als besonders geeignete Verfahren.

Da viele Vitamine hitzeempfindlich sind, sollte man diese wenn möglich keinen hohen Temperaturen aussetzen. Frittieren, Backen und Panieren gelten als die ungünstigsten Zubereitungsarten. Abgesehen davon, dass durch das Zubereiten von Lebensmitteln mit viel Fett bei großer Hitze nicht viel von dem übrig bleibt, was einmal gesund war, entstehen zusätzlich gefährliche Trans-Fettsäuren. Dabei handelt es sich um aggressive Vitalstoffräuber, die jede Menge positive Antioxidantien in unserem Körper verbrauchen. Wenn wir größere Mengen davon konsumieren, belasten sie unsere Gesundheit. Aus diesem Grund wurde die erlaubte Menge an Trans-Fettsäuren in unseren Lebensmitteln auch gesetzlich limitiert.

Wer auf eine ausgewogene, obst- und gemüsehaltige Ernährung achtet, hat die besten Chancen, seine Kinder ausreichend mit all dem zu versorgen, was der Körper benötigt.

Muss es immer „bio" sein?

Die Antwort lautet: jein. Gerade in den letzten Monaten mussten eingefleischte Bio-AnhängerInnen aufgrund medialer Berichterstattungen wohl oder übel den negativen Beigeschmack ihrer Karotte akzeptieren. Gleich mehrere Skandale, in denen sich Bio-Produkte als Gesundheits-Bluff entpuppten, wurden aufgedeckt. Vertrauen ist gut, Kontrolle ist besser. Und so scheint es auch hier notwendig zu sein, Gütesiegel stets mit Skepsis und Sorgfalt auf Herz und Nieren zu prüfen. In der Annahme, dass es sich tatsächlich um biologisch angebaute Lebensmittel handelt, gilt es nach wie vor die Frage zu beantworten, ob Menschen, die sich ausschließlich von Bio-Produkten ernähren, nun tatsächlich gesünder leben als Menschen, die das nicht tun.

Abgesehen von persönlichen ethischen Überzeugungen und dem Bemühen um Nachhaltigkeit kann man festhalten: Bio-Lebensmittel weisen in den meisten Fällen eine geringere Belastung mit Schadstoffen auf. Dabei sollte angemerkt werden, dass die Schadstoffbelastung in Nicht-Bio-Lebensmitteln ebenfalls streng reglementiert und kontrolliert wird. Weiters ist bekannt, und hier kommen wir zu einer entscheidenden Information, dass Menschen, die sich ohne Bio-Produkte, jedoch gesund ernähren, keinesfalls einen gesundheitlichen Nachteil in Kauf nehmen müssen.

Verstehen Sie es bitte nicht falsch: Es gibt viele gute Gründe und treffende Argumente für Bio-Lebensmittel. Da Nachhaltigkeit, strenge Auflagen und die damit verbundene Qualität aber ihren Preis haben, ist „Bio" nicht für jeden leistbar. Tatsächlich werden Sie sich mit konventionell angebautem Obst und Gemüse nicht viel weniger gesund ernähren. Worauf es wirklich ankommt, ist, dass es sich um frische Lebensmittel mit einer guten Qualität und kurzen Transportwegen handelt. Bei allen tierischen Produkten ist das besonders wichtig. Die sorgfältige Auswahl und eine gesundheitsbewusste Zubereitung sind die Grundlage für die richtige Art der Ernährung.

Und was ist gute Qualität?

Die Lebensmittelindustrie macht es uns nicht gerade einfach: Die Werbung preist zahlreiche ungesunde Produkte als besonders wertvoll und außerordentlich gesund an, obwohl die Fakten eine andere Sprache sprechen. Den meisten Menschen fehlen sowohl die Informationen als die auch Zeit, um sich selbst ein Bild vom „Thema Ernährung" zu machen. Dies wäre allerdings notwendig, um im Dschungel des Lebensmittelangebotes den Durchblick zu bewahren.

Sollten Sie von der/dem ErnährungsberaterIn Ihres Vertrauens die Empfehlung erhalten haben, zum Frühstück Vollkornflocken zu essen, stehen Sie immer noch vor der Qual der Wahl des richtigen Müslis. Selbst die Bezeichnung als „Vollkornmüsli" impliziert nicht, dass Sie das Produkt sorglos in Ihrem Einkaufswagen verstauen können. Bedauerlicherweise enthalten viele abgepackte Cerealien Zuckerzusätze, Salz, künstliche Aromen, Farbstoffe oder schlechte Fette. Somit können selbst die als allgemein gesund anerkannten Frühstücksflocken Beigaben enthalten, die Sie Ihren Kindern keinesfalls zu essen geben wollen.

Selbst wenn ein Produkt als *„Vollwert"* oder *„Vollkorn"* deklariert wurde, garantiert das noch lange nicht, dass es sich hierbei auch wirklich um 100 Prozent Vollkorn handelt. Bei Verwendung dieser Angabe ist der Hersteller lediglich dazu verpflichtet, dass ein Teil des verwendeten Getreides aus „vollen Körnern" stammt. Der restliche Getreideanteil darf behandelt werden.

Der Lebensmittelindustrie geht es primär darum, dass sich ein Produkt gut verkauft. Dürfen die Inhaltsstoffe eines Produkts als gesund beworben werden oder werden diese mit Gesundheit in Verbindung gebracht (Beispiel Vollkorn, Ballaststoffe), so ist das ein gutes Verkaufs- beziehungsweise Kaufargument. Natürlich muss das Produkt auch schmecken, damit der Kunde es nicht nur einmal kauft. Das bedeutet, dass der Gesundheitswert ein schlagendes Argument für den Erstkauf darstellt, aber erst der „gute" Geschmack den Kunden zu einem Stammkunden macht. Zucker, Salz, Aromen, Geschmacksverstärker und Fette sind gute Geschmacksträger und intensivieren das Empfinden im Mund.

Sofern wir überhaupt *Obst* essen, wünschen und erwarten wir, dass dieses vollkommen und makellos aussieht und das perfekte Geschmackserlebnis liefert. Ein absolutes „No-Go" sind natürlich Spritzmittel. Beißen wir auf einen Wurm, so ärgert uns das sehr, trotzdem bleiben wir dabei: Spritzmittel, nein danke! Dies alles unter einen Hut zu bringen, ist unmöglich: Die Lebensmittelindustrie macht aus Nahrungsmitteln „Konsumenten-Wunsch-Produkte". Solche Angebote passen zu der perfektionistischen Orientierung unserer Gesellschaft.

Viele *Milchprodukte* sind mit Farbstoffen, Aromen und Zucker versehen. Sie sollen uns und unsere Kinder sowohl optisch ansprechen als auch in „(zucker-) süßer" Erinnerung bleiben. Würde das Obst, das zur Herstellung eines Fruchtjoghurts herangezogen wird, zur rechten Zeit geerntet und in der richtigen Menge verwendet, bräuchten Joghurts, um den KonsumentInnen zu schmecken, weder Farbstoffe noch Zucker. Durch diese Maßnahmen würde das Produkt aber auch teurer.

Ein *Huhn*, das mit Tausenden anderen Hühnern auf kleinster Fläche und in kürzester Zeit heranwachsen muss, kann dies nicht ohne antibiotische Therapie oder wachstumsfördernde Substanzen tun. Solche Maßnahmen werden notwendig, um als Produzent konkurrenzfähig zu bleiben und den Preis im gewünschten Niedrigniveau zu halten. Wenn wir gesunde Hühner essen wollen, müssen wir in Zukunft bereit sein, auch mehr dafür zu bezahlen.

Mein Kind mag nun einmal nur Süßes!

Der Mensch verfügt über die vier Geschmacksempfindungen süß, salzig, sauer und bitter. Die Mundhöhle mit der Zunge stellt dabei den zentralen Ort der Wahrnehmung dar. An der Zungenspitze schmecken wir süß und salzig, an den Zungenrändern sauer und am Zungengrund die Geschmacksrichtung bitter. Aufgrund neuer Erkenntnisse zweifeln WissenschaftlerInnen nun an dieser Tatsache. Mittlerweile kann nicht mehr ausgeschlossen werden, dass sich die Geschmacksrichtungen in der Mundhöhle vermischen. Ursprünglich diente der Geschmack im Mund als Sicherheitsbarriere – um zu erkennen, ob Lebensmittel giftig oder verdorben waren. In der Vergangenheit entwickelte sich daraus aber ein Empfinden, bei dem der Genuss und die Freude am Essen klar im Vordergrund stehen.

Der Grund, warum Kinder vor allem Süßigkeiten mögen, liegt auf der Hand: Zahlreiche Geschmackserlebnisse prägen unser Ernährungsverhalten und lassen uns im Laufe unseres Lebens verschiedenste Präferenzen entwickeln. Wenn wir Eindrücke mit etwas Angenehmem verbinden, wollen wir, dass sich diese wiederholen. Unser Gehirn speichert Dinge ab, die in Erinnerung bleiben sollen. Neugeborene fühlen sich in warmem Wasser sehr wohl, weil sie das schwerelose Gefühl schwimmender Extremitäten an die Umgebung im Bauch der Mutter erinnert. Das warme Fruchtwasser dient dem Fötus nicht nur zum Schutz, sondern auch als Nährlösung, die das Kind während der Entwicklungsmonate im Mutterbauch trinkt. Dieses Fruchtwasser schmeckt leicht süßlich. Von den vier bekannten Geschmacksrichtungen süß, salzig, sauer und bitter schmecken wir also zu allererst süß. Der süße Geschmack ist uns bereits vertraut, bevor wir zur Welt kommen.

Auf der Zunge befinden sich ungefähr 2.000 Geschmacksknospen, die wiederum aus etwa 30 Geschmackszellen bestehen. Selbst wenn wir Erwachsene den Geschmackssinn schulen und trainieren können, so gehen im Laufe unseres Lebens doch eine ganze Menge an Geschmacksknospen verloren. Menschen im hohen Lebensalter haben nahezu zwei Drittel ihrer Geschmacksknospen verloren. Auch das Rauchen ist Gift für unser Geschmacksempfinden und trägt dazu bei, dass wir überwürzte, mit künstlichen Aromen versehene Lebensmittel als gut und normal empfinden.

Um feine Geschmacksnuancen unterscheiden zu können, ist ein Zusammenspiel vieler Faktoren notwendig. Der Geruchssinn stellt dabei einen integralen Bestandteil unserer Geschmackserlebnisse dar. Jede/r weiß, wie langweilig Essen sein kann, wenn ein Schnupfen unsere Nase verstopft. Ohne Geruch findet nämlich auch kein Geschmackserlebnis statt. Neben dem Rachen, der Zunge und der Nase isst noch „jemand" mit – das Auge. Aus diesem Grund ist ein bunter Teller, der durch die Farbenvielfalt von Lebensmitteln und ein liebevolles Anrichten derselben entsteht, genauso wichtig wie das, was wir essen.

Die Farben von Lebensmitteln können auf unser Verhalten und unsere Psyche durchaus Einfluss nehmen. So kann sich das Orange einer Karotte positiv auf unsere Psyche auswirken, das Rot einer Tomate anregend, das Blau der Heidelbeere eher beruhigend, das Gelb einer Zitrone aufheiternd und das Grün einer Gurke entspannend sein. Je nach Gemütslage kann man durch die Auswahl der richtigen Lebensmittel und deren Farben ganz bewusst versuchen, die Stimmung zu beeinflussen. Die Speisen mit frischen Kräutern und gut duftenden Gewürzen zu garnieren, vollendet das allumfassende Sinneserlebnis.

Je vielfältiger und facettenreicher wir unseren Speiseteller gestalten, desto größer die Impressionen. Unser Gehirn reagiert auf alle Reize, die wir ihm bieten. Eine liebevoll und kreativ angerichtete Speise kann dazu beitragen, unsere Zufriedenheit und unser Wohlbefinden zu fördern.

Und all die bunten, duftenden, sinnesanregenden Speisen als Familie gemeinsam zu verzehren, erhöht den Genuss noch zusätzlich. Legen Sie die Essenszeiten genau fest, kochen Sie in Ruhe, decken Sie den Tisch, rufen Sie Ihre Lieben zusammen und dann: Guten Appetit!

Essen toll oder Nase voll

Gemeinsam speisen und die Beziehung stärken

Sie haben sich an alles gehalten, was Sie bisher in diesem Buch gelesen haben. Das Gericht aus dem Familienkochbuch „Alle an einem Tisch" ist leicht von der Hand gegangen (Fankhauser/Bellowitsch/Matthai 2013). Den Tisch haben Sie vor Stunden gedeckt. Das Fußballtraining des Sohnes ist heute ausgefallen, der Freund der Tochter hat mit ihr Schluss gemacht, die Lieblingsserie kann sich der/die PartnerIn später im Internet ansehen. Sie haben es geschafft: Die Familie hat sich am Tisch versammelt – Sie servieren. Ihr/e PartnerIn beschwert sich, weil es kein Ketchup gibt. Die Tochter ist nach zwei Bissen satt, der Sohn schon auf dem Weg zur Tür. Zurück bleiben Sie, der Frust und eine Pfanne Spargelrisotto.

Erwachsene wollen über ihre Alltagsprobleme reden, Kinder wollen – so sie nicht ins Gespräch eingebunden werden – den Akt des Essens hinter sich bringen. Sie haben schließlich noch Spannenderes vor.

Kennen Sie dieses Szenario? Dann lesen Sie weiter.

Analyse und wissenschaftliche Aspekte

Essen in Verbindung mit Stress schlägt sich auf den Magen, die Genussfähigkeit wird vermindert und die Freude, am gemeinsamen Esstisch Erfahrungen auszutauschen – ja überhaupt daran teilzunehmen –, geht sukzessive verloren.

Häufig handelt es sich beim gemeinsamen Mittags- oder Abendtisch um den einzigen Ort, an dem die Familie zusammenkommt und somit überhaupt am Leben der einzelnen Familienmitglieder teilgenommen werden kann. Gemeinsam zu essen ist ein Mittel der Kommunikation, nicht nur auf verbaler Ebene. Es gibt ein Gefühl der Zusammengehörigkeit und Stärke.

Gemeinsame Mahlzeiten bieten eine perfekte Möglichkeit, gegenseitiges Vertrauen zu entwickeln, es ist die Basis für Offenheit, Bindung und Liebe. Vertrauen in sich selbst und das Vertrauen zum anderen ermöglicht erst die Fähigkeit loszulassen, sich hinzugeben, Liebe anzunehmen und eine nachhaltige Partnerschaft einzugehen. Ein vertrautes Ritual im Tagesablauf, wie der familiäre Esstisch, gibt Kindern Sicherheit und wird meist mit Geborgenheit und Nähe verbunden.

Außerdem findet hier der bedeutendste Teil des sozialen Lernens statt. Die Heranwachsenden lernen an Modellen, beobachten (aktivieren Spiegelneuronen), erfahren Geschichten und Nachrichten, erhalten generationsübergreifendes Feedback und versuchen, an bestehenden eigenen Erfahrungen anzuknüpfen und sich weiterzuentwickeln.

Lösungsvorschläge und Tipps

Atmen Sie erst einmal tief durch und entspannen Sie sich, schrauben Sie die eigenen Ansprüche etwas zurück. Es handelt sich um einen Prozess, der Entwicklungspotenzial hat. Nobody is perfect!

1. Binden Sie Ihr Kind beim gemeinsamen Einkaufen in die Auswahl der Speisen ein.
2. Ihr Kind möchte das gemeinsame Essen kreativ mitgestalten. Tätigkeiten wie Gemüseschneiden, Tischdecken und Servieren motivieren es.
3. Kochen Sie Speisen, die Ihr Kind gerne mag und die gleichzeitig gesund sind.
4. Binden Sie Ihre Kinder am Esstisch in Gespräche ein, stellen Sie sie aber nicht in den Mittelpunkt und kritisieren Sie sie nicht. Fragen Sie, welche schönen Erlebnisse Ihr Kind an diesem Tag hatte.
5. Telefonieren, SMS versenden, Staubsaugen, Haustiere füttern, Zeitung lesen während des Essens stören die Harmonie. Essen und kommunizieren Sie im Hier und Jetzt.
6. Ignorieren Sie das Nörgeln Ihres Kindes. Es entsteht meistens, wenn sich das Kind vergeblich um Wertschätzung bemüht. Wenn Sie versuchen, dieses Verhalten zu unterbinden, verstärken Sie es ungewollt. Schenken Sie Ihrem Kind dagegen Aufmerksamkeit und Zuneigung, wenn es über ein Erlebnis in der Schule erzählt oder mit Ihnen etwas unternehmen möchte. Das Interesse am Nörgeln wird verschwinden.

Hungern bringt's nicht!

Für den Fall, dass Ihr Kind wirklich abnehmen muss, lautet die gute Nachricht: Es ist nicht unbedingt notwendig, weniger zu essen, um erfolgreich Gewicht zu verlieren. Man muss „nur" darauf achten, dass die Tagesenergiebilanz negativ ausfällt. Um das zu schaffen, müssen wir mehr Energie verbrauchen, als wir zu uns nehmen. Das ist eigentlich nicht so schwer. Treiben wir einfach Sport: Aktive Muskeln stellen wahre Kalorienbrennöfen dar. Die Kalorien beziehen wir über die Nahrung, aus den Energiedepots der Muskulatur und der Leber (Glykogenspeicher) oder aus unseren Fettreserven. Sobald wir mehr verbrauchen, als wir über das Essen zuführen, verringern sich unsere Reserven und die Kilos purzeln. Der körperlich weniger anstrengende Weg führt über die Ernährung, was bedeutet, dass wir uns weniger Kalorien zuführen müssen.

Dazu ein anschauliches Beispiel:

Angenommen der Tag hat wieder einmal weniger Stunden, als Ihnen lieb ist, und Sie finden einfach keine Zeit, um einzukaufen oder frisch zu kochen. Aus diesem Grund entscheiden Sie sich für den Kauf einer Leberkäsesemmel als Mittagessen für Ihr Kind. Je nach Dicke der Leberkäsescheibe, Größe der Semmel und ob Ketchup oder Senf dazu gegessen wird, liefert diese Mahlzeit Ihrem Kind zwischen 400 und 500 kcal. Kaufen Sie ihm dann noch eine Limonade dazu, so kommen wir ganz schnell auf etwa 800 kcal – und das bei einer einzigen Mahlzeit!

Besorgen Sie Ihrem Kind stattdessen ein Vollkorn-Gemüse-Sandwich mit magerem Schinken und dazu Wasser, reduziert sich die zugeführte Energiemenge je nach Portionsgröße auf etwa ein Drittel. Ihr Kind würde dadurch genau die gleiche Menge essen, aber lediglich 250 kcal verzehren. Und von dieser Art Rechenbeispiel gibt es jede Menge. Abgesehen davon, dass wir stets bemüht sein sollten, unsere Kinder gesund und ausgewogen zu ernähren, können wir auf diese Weise die Energiezufuhr ganz ohne Restriktion regulieren.

Worauf achte ich nun beim Einkaufen?

Wie das obige Beispiel zeigt, ist die Antwort auch hier einfach: auf die Kalorien. Eine Kilokalorie (kcal) bezeichnet man als die Einheit der von uns zugeführten Nahrungsenergie. Der Einfachheit halber wird üblicherweise die abgekürzte Version „Kalorie" verwendet. Mittlerweile finden wir Kalorienangaben auf fast allen abgepackten Lebensmittelprodukten. Dies ist auch deswegen sinnvoll, damit sich der/die KonsumentIn vom Energiehalt des Essens einen Eindruck verschaffen kann. Wer sich eine Zeit lang intensiver mit Nährwertangaben beschäftigt, wird erkennen, wie viele hochkalorische Lebensmittel uns zur Auswahl stehen.

Streng genommen bleibt die Energiemenge einer Kalorie eine Kalorie. Kohlenhydrate und Eiweiß liefern in etwa dieselbe Menge an Energie, und zwar 4 kcal pro Gramm. Der Energiegehalt von Fett ist mit 9 kcal pro Gramm hingegen mehr als doppelt so hoch (für uns Erwachsene: Alkohol liegt bei 7 kcal pro Gramm). Aus diesem Grund ist es verständlich, dass besonders fettes und deftiges Essen auch am schnellsten dick macht.

Trotzdem müssen wir *Fett* nicht verbannen! Wir sollten bei dessen Konsum nur drei grundlegende Regeln beachten:

1. Die Art des Fettes ist entscheidend!

Eine der bedeutendsten Ernährungsregeln lautet: Ersetzen Sie tierische Fette so oft wie möglich durch pflanzliche. Fett ist als Bestandteil von Zellwänden und für diverse Stoffwechselvorgänge in unserem Körper unverzichtbar. Entscheidend bleibt dabei, für welche Art von Fett wir uns entscheiden.

Tierische Fette bestehen überwiegend aus *gesättigten Fettsäuren* und gelten eher als ungesund. Große Mengen davon sind in Butter, Schweineschmalz, Innereien, fetten Fleisch- und Wurstwaren, Schlagobers/Sahne, Creme fraîche und beinahe allen Käsesorten enthalten. Versuchen Sie an mindestens zwei Tagen pro Woche fetthaltige Seefische wie Makrelen, Sardinen, Heringe, Lachs oder auch Thunfisch zu verzehren. Sie enthalten große Mengen an *mehrfach ungesättigten Omega-3-Fettsäuren.* Alternativ dazu bieten sich auch gute pflanzliche Omega-3-Fettsäurequellen an. Zu diesen zählen Leinsamen, Leinöl, Nüsse und diverse Nussöle, Algen oder Avocados.

2. Die Menge ist entscheidend!

Sich gesund zu ernähren bedeutet nicht zwangsläufig, dass man dabei gleichzeitig auch auf die Figur achtet. Viele Menschen glauben aber, dass die Verwendung von Pflanzenölen im Vergleich zu tierischen Fetten wesentlich figurfreundlicher ist. Irrtum! Geht es um die Figur, ist die Art des Fettes eher nebensächlich. Große Mengen an Fett enthalten immer viele Kalorien, egal woher das Fett stammt. Aus diesem Grund sollten wir beim Konsum von fettem Essen eher zurückhaltend sein.

Vermeiden Sie in jedem Fall weißes, für Sie sichtbares Fett (etwa in Schinken, Speck, Salami, fetten Fleischstücken oder Geflügelhaut).

3. Auf die Zubereitungsart kommt es an!

Wer Fett in großen Mengen verwendet und es noch dazu stark erhitzt (das passiert beim Frittieren und Panieren), sollte sich dessen bewusst sein, dass die chemische Struktur der Fettsäuren durch diese ungesunde Art der Lebensmittelzubereitung verändert wird. Dadurch entstehen große Mengen ungesunder Trans-Fettsäuren. Aus diesem Grund sollte man Speisen immer auf eine möglichst schonende und fettarme Art zubereiten. Garen, Dämpfen, Dünsten, Blanchieren oder Kochen gehören zu den gesündesten Varianten. Grillen und Braten bei niedrigen Temperaturen eignen sich ebenso.

Prinzipiell sind auch *Kohlenhydrate* wichtig und wertvoll, da sie uns als gute und schnell verfügbare Energiequelle zur Verfügung stehen. Die Art des Kohlenhydrates ist jedoch von entscheidender Bedeutung. Je komplexer seine Struktur, desto besser. Da komplexe Kohlenhydrate wie Vollkornprodukte oder Hülsenfrüchte vom Körper erst aufgespalten werden müssen, um verwertet werden zu können, kommt es zu einem wesentlich langsameren Anstieg des Blutzuckerspiegels. Dieser ist für einen schonenderen Verlauf der Blutzuckerkurve verantwortlich, was wiederum für ein langes Sättigungsgefühl sorgt. Dadurch können belastende Heißhungerattacken verhindert werden.

Zusätzlich kommt es durch die Verarbeitung von behandeltem Getreide zu einem Verlust wertvoller Vitamine, Spurenelemente und Mineralstoffe. Essen wir überwiegend Weißmehlprodukte, führen wir zwar Energie zu, verwehren unserem Körper aber all die guten Dinge, die in der ursprünglichen und natürlichen Form des Korns zu finden sind. Abgesehen davon geht auch ein Großteil der Ballaststoffe verloren.

Ballaststoffe sind für den Körper unverdaulich. Ihr Konsum reguliert den Stuhlgang, fördert die Ausscheidung belastender Substanzen, senkt Cholesterinwerte und trägt unterstützend dazu bei, dass unser Blutzuckerspiegel keinen großen Schwankungen unterworfen ist. Die meisten von uns essen zu wenige Ballaststoffe, was das Risiko für Verdauungsstörungen und diverse Erkrankungen erhöht. Dabei wäre es so einfach: Überzeugen Sie Ihr Kind davon, dass frisches Vollkornbrot im Vergleich zum Croissant oder einer Semmel/einem Brötchen die wesentlich bessere Wahl darstellt beziehungsweise das Müsli den zuckergetränkten Cerealien vorzuziehen ist. Die Überzeugungsarbeit gelingt aber nur, wenn Sie selbst zu diesen Produkten greifen. Ihr Kind wird das Gleiche essen wollen wie Sie.

Sind Zuckerersatzstoffe besser als Zucker?

Da sowohl große Mengen Zucker als auch Zuckerersatzstoffe unserer Gesundheit schaden können, lässt sich diese Frage weder einfach noch mit klarer Aussage beantworten. Zu viel Zucker zu konsumieren ist gesundheitsgefährdend, das steht außer Frage. Und obwohl zahlreiche Lebensmittel mit künstlichen Zuckerersatzstoffen wie Natriumcyclamat oder Aspartam versehen sind, kann deren Unbedenklichkeit aufgrund der aktuellen wissenschaftlichen Datenlage nicht garantiert werden. Tatsächlich finden bei uns Zuckerersatzstoffe Anwendung, die in anderen Ländern verboten und vom Markt genommen wurden. Das sollte uns zu denken geben.

Dass sich weder der Konsum von Zucker noch von Süßstoffen zur Gänze verhindern lässt, ist klar und auch nicht weiter schlimm. Die Frage lautet trotzdem: Sollen wir lieber das mit Zucker versetzte Joghurt (fast allen Fruchtjoghurts wird Zucker zugesetzt) oder doch eher das kalorienärmere mit Zuckerersatzstoffen versehene kaufen?

Frage zurück: Warum kaufen Sie nicht einfach Naturjoghurt ohne Chemie und ohne Zucker und „versüßen" es mit frischen Früchten?

Sollten Sie keine Zeit finden, um Ihrem Kind Joghurt mit frischen Früchten zuzubereiten, gilt folgende Empfehlung: Wer an Übergewicht oder gar Fettleibigkeit leidet, sollte darauf achten, Kalorien zu sparen. In diesem Fall ist das kalorienärmere Produkt zu bevorzugen, also in den meisten Fällen dasjenige mit Zuckerersatzstoffen. Aber: Ideal wäre das naturbelassene Joghurt. Und das nicht nur der Gesundheit, sondern auch des Geschmackes wegen.

Spielt die Art des Zuckers eine Rolle?

Eine von uns sehr gerne und speziell in Backwaren oder zum Süßen von Getränken verwendete Zuckerart wird als Saccharose bezeichnet. Sie entspricht dem herkömmlichen *Haushaltszucker*. Dieser stellt eine sehr einfache Form eines Kohlenhydrats dar.

Übermäßiger Zuckerkonsum gilt mittlerweile als ebenso gefährlich wie der übertriebene Verzehr von Fett. Natürliche Alternativen wie Honig, Ahornsirup oder Agavendicksaft mögen aufgrund ihrer Inhaltsstoffe die gesündere Wahl, in Bezug auf die Einfachheit der Zuckerstruktur und den Kaloriengehalt aber keinesfalls besser sein. Aus diesem Grund sollten Kinder, und allen voran die zu dicken, weder größere Mengen Haushaltszucker noch Honig oder andere Zuckerlieferanten bekommen. Versuchen Sie, Ihren Liebsten die Süße aus natürlichen Lebensmitteln schmackhaft zu machen. Kirschen, Mangos, Marillen/Aprikosen, Nektarinen, Pfirsiche, Süßkartoffeln, Kürbisse oder Karotten schmecken von Haus aus süß und sind eine gute Alternative zu herkömmlichen „Süßigkeiten".

Und *Fruchtzucker*? Auch der kann dick machen. Der Fruchtzucker, auch Fruktose genannt, gehört zu den

Einfachzuckern (Monosaccharide). Er lässt sich günstig gewinnen und schmeckt etwas süßer als der sonst oft verwendete Traubenzucker (Glukose). Deswegen wird er in vielen Lebensmitteln gerne zum Süßen eingesetzt. Gerade in den letzten Jahren lässt sich eine deutliche Zunahme der von der Industrie verwendeten Fruchtzuckermenge verzeichnen. Gleichzeitig steigt auch die Anzahl der Übergewichtigen und Fettleibigen markant.

Die Wissenschaftlerin Dr. Kathleen Page von der Yale University in New Haven hat zwanzig gesunde 31-Jährige unmittelbar nach dem Konsum von Zucker mit einem speziellen bildgebenden Verfahren (MRT) untersucht. Bei den Probanden aus der Traubenzucker-Gruppe (Glukose) kam es 15 Minuten nach dem Verzehr zu einem reduzierten zerebralen Blutfluss im Hypothalamus, dem Hungerzentrum des Gehirns. Bei der Fruktose setzte diese Wirkung später ein und fiel zusätzlich auch noch schwächer aus. Die Probanden verspürten durch die Fruktose praktisch kein Sättigungsgefühl.

Eine weitere Erkenntnis der ForscherInnengruppe betrifft die Beeinträchtigung des Belohnungszentrums im Gehirn. Hier scheint Fruktose eine intensive Wirkung entfalten zu können, was im Vergleich zur Glukose ein noch größeres Suchtpotenzial mit sich brächte. Diesbezüglich sind jedoch weiterführende Untersuchungen notwendig.

Aufgrund dieser neuen Erkenntnisse sollte auch der Konsum von Fruchtzucker, der bis dato im Vergleich zum Traubenzucker oder Haushaltszucker als gesünder galt, stets nur in Maßen genossen werden. Dies gilt in erster Linie für die mit Fruchtzucker angereicherten Lebensmittel und Getränke und nicht für den Verzehr von frischem Obst.

Und was ist mit Light-Produkten?

Bei Light-Ware ist es wichtig, die Produkte mit künstlichen Zuckerersatzstoffen von denen mit einem reduzierten Zucker- oder Fettanteil zu unterscheiden. Bei der Herstellung von Lebensmitteln weniger Zucker und Fett zu verwenden ist immer gut! Bei Milch oder diversen Säften geht dies besonders leicht. Die offiziellen Ernährungsgesellschaften plädieren mittlerweile einstimmig für die Verwendung von Magermilchprodukten, weil dadurch der Verzehr von tierischen Fetten deutlich reduziert werden kann. Bei Magermilch beträgt der Anteil der Fette kleiner-gleich 1,5 Prozent pro Gramm. Wer ab und zu ein Glas Vollmilch trinken möchte, wird dadurch sicher keinen gesundheitlichen Nachteil erleiden. Wer viel Milch trinkt, sollte aber in jedem Fall Magermilch bevorzugen.

Säfte, denen extra Zucker zugesetzt wurde, sollten gemieden werden. Weist die Verpackung die Aufschrift „kein Zucker zugesetzt" auf, ist diese jedenfalls die bessere, wenn auch nicht die beste Wahl.

Auch bei Marmeladen bestehen erhebliche Unterschiede in Bezug auf deren Zuckergehalt. Achten Sie beim Kauf von Marmeladen deswegen stets auf das Verhältnis zwischen Frucht und Zucker.

Wer auf Kartoffelchips nicht verzichten möchte, ist gut beraten, diese selber herzustellen oder wenigstens die „Light-Versionen" zu bevorzugen, da bei diesen im Rahmen der Herstellung auf einen Teil des üblicherweise verwendeten Fettes verzichtet wurde. Diese Tatsache macht das Produkt zwar nicht gesünder, aber zumindest ein bisschen weniger ungesund. Wenn Sie oder Ihr Kind aber wirklich abnehmen sollen, Chips aber zu Ihren Lieblingsknabbereien gehören, dann machen Sie sie zu etwas Besonderem. Sie müssen sie nicht verbannen, es gibt sie einfach nur noch zu ganz besonderen Anlässen.

Apropos Chips: Wie steht es mit dem Salz?

Bei *Speisesalz* entscheidet die Dosis, ob es für uns förderlich oder schädlich ist. In vernünftigen Mengen ist Salz nicht nur bedenkenlos, sondern sogar lebenswichtig.

Eine aktuelle Empfehlung der WHO, die auch für Kinder ab dem zweiten Lebensjahr gilt, lautet: Die tägliche Salzzufuhr sollte die Menge von 5 Gramm nicht überschreiten. Das hört sich vernünftig an, die Realität sieht jedoch anders aus. In Wahrheit konsumiert etwa die Hälfte aller Menschen doppelt so viel und auch der Durchschnitt liegt deutlich über den allgemein geltenden Empfehlungen.

Nun sind Sie sicher der Meinung, dass dies bei Ihnen und Ihrer Familie nicht der Fall ist. Vielleicht stimmt das sogar. Nur: Man muss nicht immer aktiv zum Salzstreuer greifen, um die empfohlene Menge zu überschreiten. Vielen Produkten wird zusätzlich Salz beigemengt. Und damit meine ich nicht die Speisen, die Salz notwendigerweise als Geschmackskomponente benötigen.

Wussten Sie, dass sowohl Müsli als auch Fertigsüßspeisen wie Pudding Salz enthalten können? Ganz zu schweigen von Fertiggerichten oder Junk Food. Manchmal geht es schneller, als man glaubt, die empfohlene Salzmenge zu überschreiten. Auch Suppenwürfel enthalten nicht unbeträchtliche Mengen davon.

Versuchen Sie, Ihren Kindern den Gebrauch frischer Kräuter und Gewürze schmackhaft zu machen. Diese können dabei helfen, die bis jetzt verwendete Menge an Salz zu verringern.

Säfte & Limonaden – ein ewiges Familienstreitthema

Damit sind Sie nicht allein. Ausreichend zu trinken ist für die Gesundheit unserer Kinder ebenso wichtig, wie sich ausgewogen zu ernähren. Dennoch trinken die meisten von uns viel zu wenig. Oft werden wir erst daran erinnert, sobald wir ein intensives Durstgefühl verspüren oder uns aus Flüssigkeitsmangel bereits der Kopfschmerz plagt und uns die Energie ausgeht.

Auch unsere Nieren brauchen viel Flüssigkeit, um gut zu funktionieren: Die Nieren erfüllen viele Aufgaben in unserem Körper. Eine davon ist die Ausscheidung von harnpflichtigen Substanzen. Werden diese unzureichend aus unserem Körper geschleust, so laufen wir Gefahr, uns zu „vergiften". Dabei ist es aber nicht nur wichtig wie viel, sondern auch was wir trinken. Neben großen Mengen Zucker enthalten viele Getränke zusätzlich Substanzen, die unserer Gesundheit schaden können.

Die meisten Limonaden enthalten Zuckerersatzstoffe, künstliche Aromen und Farbstoffe. Das sind chemische Verbindungen, die unser Körper nicht kennt. Sie müssen gesondert abgebaut und ausgeschieden werden. Obwohl diese Inhaltsstoffe zugelassen und allgemein als unbedenklich eingestuft werden, wäre es gesünder, darauf zu verzichten. Wie für die Kartoffelchips gilt: Machen Sie die Limonade zur Ausnahme, nicht zur Regel.

Wie viel und was sollen meine Kinder nun trinken?

Je nach Lebensalter sollten wir darauf achten, dass täglich zwischen eineinhalb und zwei Liter ungezuckerte Flüssigkeiten zugeführt werden – und das regelmäßig über den Tag verteilt.

Frisch gepresste Obst- und Gemüsesäfte nehmen eine Sonderstellung ein: Sie liefern zwar auch Zucker, dieser wurde aber nicht extra zugesetzt, sondern ist bereits von Natur aus darin enthalten. Auch wenn frisch gepresste Säfte empfehlenswert und gesund sind, enthalten sie mitunter nicht unbeträchtliche Mengen an Kalorien. Aus diesem Grund ist es ratsam, diese Säfte stets in die Tagesenergiebilanz mit einzuberechnen. Wer sich schon einmal ein Glas frischen Apfelsaft zubereitet hat, weiß, dass man viele Äpfel dafür pressen muss.

Wer zu abgepackten *Fertigsäften* greift, sollte unbedingt darauf achten, dass auf der Packung „ohne Zuckerzusatz" oder „kein Zucker zugesetzt" zu lesen ist. Und wer gekaufte Fruchtsäfte verdünnt (Beispiel „gespritzter Apfelsaft"), sollte dies in einem Verhältnis von mindestens 3:1 zugunsten des Wassers tun!

Die beste Alternative zu Getränken mit Einfachzuckern und leeren Kalorien sind *Leitungs- und Mineralwasser* (gegebenenfalls auch mit einem Schuss Orangen-, Zitronen- oder Grapefruitsaft aromatisiert) oder *ungezuckerte Tees.* Ob Sie Leitungswasser – das in den meisten Regionen Österreichs in tadelloser Qualität bereitgestellt wird – oder Mineralwasser bevorzugen, bleibt Ihnen und Ihrer Familie überlassen.

Sollten Sie *Wasser aus dem Supermarkt* bevorzugen, rate ich ausschließlich zum Kauf von Glasflaschen. Plastikflaschen bergen die Gefahr, dass Weichmacher wie Bisphenol A aus dem Kunststoff in das Wasser übertreten und so in unsere Körper gelangen. Untersuchungen zeigen, dass diese Weichmacher in den Hormonhaushalt eingreifen und dadurch eine Gefahr für unsere Gesundheit darstellen können. Ganz abgesehen davon belasten Plastikflaschen unsere Umwelt.

Viele Kinder trinken gerne mit Wasser verdünnte *Sirupgetränke*. Natürlich enthalten auch Sirups jede Menge Zucker. Verdünnen Sie den Sirup deshalb so gut wie möglich.

Auch *Milch* eignet sich als Getränk. Wie bereits erwähnt wäre es besser, vorwiegend Magermilch oder alternativ auch einmal Sojamilch zu verwenden. Da es sich bei Sojamilch um ein pflanzliches Produkt handelt, ist es frei von tierischen Fetten, die als ungesund gelten.

Tipp: Eine coole Trinkflasche weckt die Lust, auch öfter nach ihr zu greifen, sie zu füllen und auszutrinken.

Wie bewahre ich mein Kind vor Alkohol?

Der Zeitpunkt, an dem der Nachwuchs das erste Mal ein Glas Alkohol probiert, kommt bestimmt. Deswegen ist es sinnvoll, gelassen an dieses Thema heranzugehen. Dinge, die wir nicht verhindern können, sollten für uns nicht zur Belastung werden. Dennoch macht man sich in Zeiten von Trinkspielen, Komasaufen & Co. einfach Gedanken darüber, wie man sein Kind am ehesten davor bewahren kann, Fehler zu begehen, die es entweder bereut oder die im schlimmsten Fall mit gesundheitlichen Konsequenzen verbunden sind.

Wer bereits in der Pubertät zum ersten Mal Alkohol trinkt, erhöht sein Risiko, im Laufe seines Lebens mehr und öfter zu Alkohol zu greifen. Das ist die Erkenntnis aus einer Langzeitbeobachtung von Jugendlichen, die unter der Leitung der Wissenschaftlerin Miriam Schneider vom Zentralinstitut für Seelische Gesundheit Mannheim durchgeführt wurde. Das Ergebnis führen die ForscherInnen darauf zurück, dass das Belohnungssystem im Gehirn während der Entwicklung anfälliger für Suchtstoffe ist.

Jugendliche müssen und sollen selbst die Erfahrung machen, wie es ist, Alkohol zu trinken, und welche Auswirkungen er auf die eigene Persönlichkeit haben kann. Ein generelles Verbot schürt höchstens den Reiz. Eltern können nur versuchen, ihren Kindern einen maß- und genussvollen Umgang mit Alkohol vorzuleben, und sie auf die Gefahren von übermäßigem Alkoholkonsum hinweisen. Wichtig ist also auch hier die Vorbildwirkung, ein Verbot hingegen sinnlos.

Wenn das Gummibärchen zurückbeißt

Warum Verbote motivieren

Ihr Sohn hat Geburtstag. Die Party ist definitiv nicht der richtige Ort für gesunde Ernährung. Ihr Kind hat einen Ruf zu verlieren! In großen Mengen kaufen Sie Schokobananen und Gummibärchen ein. Die Eltern von Gabi und Susi und der Vater des dicken Franzi teilen Ihnen bei der Übergabe der Kinder mit, dass diese striktes Süßigkeiten-Verbot haben. Obwohl Sie das Verbot kurzerhand auf alle Kinder ausweiten, fallen Gabi und Susi heimlich über die Süßigkeiten her. Die Schokolade tropft der einen aus dem Mundwinkel, der anderen ist so schlecht, dass sie sofort nach Hause will.

Und Franzi? Der hat die beiden verpfiffen.

Analyse und wissenschaftliche Aspekte

Verbote schaffen keine Einsicht. Im Gegenteil: Was verboten ist, ist interessant. Dahinter steckt ein einfaches Prinzip, das wir uns in der Folge genauer ansehen werden.

Um bei den Kindern und Jugendlichen Verhaltensänderungen hervorzurufen, müssen Eltern besonders kreativ sein. Verbote wirken häufig kontraproduktiv. Schon bald möchten Kinder erleben, dass sie selbst wirksam sein und Entscheidungen eigenständig treffen können. Wird von den Eltern daher ein Verbot ausgesprochen, wirkt das Nahrungsmittel anziehender, da das Bild in der Vorstellung permanent vorhanden ist.

In einem Experiment (Liem et al. 2004) zeigt sich beispielsweise, dass Kinder, die von ihren Eltern keine zuckerhaltigen Lebensmittel bekommen, die Limonade mit dem höchsten Zuckergehalt bevorzugen. Kinder, die liberal erzogen werden, entscheiden sich häufig für eine Limonade mit durchschnittlicher Süße.

Eine weitere Studie zeigt, dass Verbote tatsächlich das Gegenteil bewirken. WissenschaftlerInnen haben dabei das Essverhalten von 37 Kindern untersucht. Eine Gruppe erhielt nur zu bestimmten Anlässen Schokolade, die andere Gruppe hatte die Möglichkeit, jederzeit Schokolade zu essen. Das Ergebnis: Jene Kinder, die selbst Kontrolle über ihr Essverhalten haben, essen insgesamt weniger Schokolade als jene, deren Eltern den Konsum von Schokolade rationieren. Denn genau das macht sie interessant und den Wunsch danach groß.

Wichtig ist daher, den Kindern selbst die Kontrolle über ihr Essverhalten zuzugestehen (vgl. EatSmarter, Verbote o. J.).

Lösungsvorschläge und Tipps

Wenn Eltern jede Mahlzeit mit einer Reihe an gut gemeinten Ratschlägen begleiten, bekommt gesundes Essen einen bitteren Beigeschmack. Vermeiden Sie also Moralpredigten und versuchen Sie, wichtige Themen cool und doch einfühlsam zu vermitteln.

Achten Sie dabei auf folgende Punkte:

1. Kommen Sie Ihrem Kind nicht mit Argumenten á la: „Das ist aber gesund!" Kinder beurteilen Essen ausschließlich auf Basis von „schmecken" oder „nicht schmecken". Die Worte „gesund" oder „ungesund" verstehen sie erst mit einer gewissen Lebenserfahrung.

2. Verbotene Lebensmittel wirken noch anziehender, Belehrungen behindern die Selbstwirksamkeit, Entscheidungen selbst zu treffen und handlungsfähig zu bleiben. Also halten Sie sich zurück.

3. Hören Sie auf, Lebensmittel zu bewerten. Kein Lebensmittel ist von Grund auf gut oder schlecht. Das Maß entscheidet langfristig, ob es einen Einfluss auf die Gesundheit gibt oder nicht.

4. Nehmen Sie nicht alles persönlich. Es ist kein Weltuntergang, wenn der Spinat einmal zur Seite geschoben wird. Antworten Sie spontan darauf, indem Sie das Verweigerte einfach selbst essen.

5. Wecken Sie in Ihrem Kind die Neugierde. Wo kommt die Banane her? Wie kommt Sie zu uns in den Supermarkt? Machen Sie ein Quiz oder erzählen Sie eine spannende Geschichte darüber.

6. Überlisten Sie Ihr Kind! Bieten Sie gesunde Lebensmittel abenteuerlich bunt garniert an und verlautbaren Sie feierlich: „Heute essen wir etwas ganz Ungesundes!" Das Kind wird begeistert sein (wenn nicht, brauchen Sie den Rest des Buches nicht mehr zu lesen).

7. Trauen Sie sich, Gerichte noch einmal zu kochen, obwohl Sie beim ersten Mal nicht angekommen sind! Kinder probieren rund sieben Mal, bis sie wissen, ob ihnen ein Gericht schmeckt oder nicht. Zudem können sich ihre Vorlieben während des Heranwachsens ändern.

Klären Sie Ihr Kind auf

Was tun, wenn das Kind keine Tiere essen will? In der Öffentlichkeit wird über vegetarische und vegane Ernährung viel diskutiert, die Umsetzung in der Erziehung von Kindern aber kaum thematisiert. Eltern sind mit dieser Thematik oft überfordert.

Grundsätzlich gilt: Informieren Sie Ihr Kind, woher Fleisch und Wurst stammen. Es ist nun einmal Fakt, dass dafür Tiere geschlachtet werden müssen. Wenn Sie daraus ein Geheimnis machen, wird Ihr Kind irgendwann dahinterkommen und enttäuscht und überfordert reagieren. Wenn Ihr Kind daraufhin beschließt, kein Fleisch mehr zu essen, sollten Sie diese Entscheidung grundsätzlich akzeptieren. Setzen Sie Ihr Kind nicht unter Druck und zwingen Sie es nicht dazu. Druck und Androhung von Strafe lösen Angst aus. Unbehagen und Abneigung dem Essen gegenüber werden verstärkt und das Essverhalten wird langfristig beeinträchtigt.

Allerdings: Kinder ändern häufig ihre Einstellung. Daher lassen Sie Ihr Kind immer wieder frei entscheiden, ob es ein kleines Stück Fleisch haben möchte oder ein vegetarisches Gericht bevorzugt.

Zu dick oder zu dünn?

Zu Kriegszeiten und in den Jahren danach mussten sich viele Eltern darum sorgen, ihre Kinder ausreichend mit Essen versorgen zu können. Wann immer Lebensmittel zur Verfügung standen, wurde möglichst viel gegessen, um für schlechte Zeiten Reserven zu schaffen. Da mit Butter, Schmalz und Käse zubereitete Speisen über eine sehr hohe Energiedichte verfügen, waren sie in Zeiten der Hungersnot Goldes wert. Man wusste, dass man den Kalorientagesbedarf so bereits mit kleinen Portionen decken konnte. Damals war diese Art der Ernährung tatsächlich lebensrettend.

Gott sei Dank gehören diese Zeiten – zumindest in unseren Breiten – der Vergangenheit an. Und in weiten Teilen dieser Welt stellt das Überangebot an Essen die größere Gesundheitsgefährdung dar als der Mangel. Eine absurde Situation.

Zur Beurteilung des Körpergewichts orientiert man sich beim Erwachsenen am sogenannten Body Mass Index (BMI). Bei Kindern und Jugendlichen ist die Berechnung des BMI als Messgröße für das Normalgewicht ungeeignet. Eine Orientierung an altersabhängigen statistischen Richtwerten, die eine Einstufung in verschiedene Gewichtsklassen erlauben, ist hierfür notwendig. Auf diese Art können sowohl der Kinderarzt als auch die Eltern einschätzen, ob sich das Kind im richtigen Gewichtsbereich befindet, unter- oder überernährt ist.

Eine Ausnahme stellen Neugeborene dar. Da Erkrankungen in frühen Lebensphasen mit einem gefährlichen Gewichtsverlust verbunden sein können, achtet man bei Säuglingen sehr bewusst darauf, dass diese rasch an Gewicht zunehmen. Reserven zu schaffen ist in diesem Fall wichtig.

Die Einschätzung, ob das Körpergewicht der Norm entspricht oder nicht, ist bei Kindern relativ einfach. Durch die Beurteilung der Körperstatur erkennen Eltern in den meisten Fällen, ob ihr Kind zu dick oder zu dünn ist. Da das eine oder andere Kilo zu viel sicher nicht mit einem gesundheitlichen Nachteil verbunden ist, sollte man sich primär auch nicht an Zahlen auf der Waage orientieren.

Gerade während des Wachstums verändert sich der tägliche Energiebedarf stetig und vorgestern bemerkte Speckröllchen können übermorgen schon wieder verschwunden sein. Regelmäßiges Abwiegen macht also eher wenig Sinn. Sollte Ihr Kind allerdings zu dick sein und abnehmen müssen, so ist die Überprüfung einer erfolgreichen Gewichtsreduktion durch eine Personenwaage durchaus sinnvoll und notwendig.

Isst mein Kind zu viel oder zu wenig?

Viele Eltern sind sich unsicher, ob ihr Kind auch wirklich die richtigen Mengen an Lebensmitteln zu sich nimmt. In vielen Haushalten herrscht immer noch die Einstellung vor, dass Kinder ihr Essen stets zur Gänze aufzuessen hätten. Das Sättigungsgefühl wird dabei ignoriert. Gegessen wird, was auf den Teller kommt. Die Portionsgrößen der Kinder werden dabei häufig denen von Erwachsenen angeglichen. Müssen sie die ganze Portion vertilgen, haben Kinder – natürlich je nach Alter und Größe – mit allergrößter Wahrscheinlichkeit zu viel gegessen, vor allem dann, wenn sie bereits von sich aus signalisiert haben, sie seien satt.

Es ist sinnvoll und notwendig, auf das „Bauchgefühl" der Kinder zu hören. Kinder sollen essen, bis sie satt sind. Unsere Sprösslinge wissen ganz genau, wie viel sie essen können oder wollen. Falls Sie den Eindruck haben, dass Ihr Kind tatsächlich zu wenig isst, so liegt es vielleicht daran, dass im Vorfeld unbemerkt Süßigkeiten oder auch süße Limonaden konsumiert wurden. Auch in diesem Fall bringt es nichts, das Kind zum Essen zu zwingen.

Versuchen Sie dafür Sorge zu tragen, dass Ihr Kind regelmäßig isst, keine Mahlzeiten ausgelassen werden und diese aus frischen, gesunden Zutaten bestehen.

Schenken Sie Ihrem Kind Aufmerksamkeit und beobachten Sie es beim Essen. Rasches Essen, schnelles Kauen und hastiges Hinunterschlucken sind kontraproduktiv und belasten den Magen. Versuchen Sie Ihrem Kind ein bewusstes Verhalten und einen natürlichen Zugang zu Lebensmitteln, Portionsgrößen und Tischmanieren zu vermitteln.

Sollten bei Ihrem Sprössling die Augen aber regelmäßig größer sein als der Magen, dann hat das ja vielleicht damit zu tun, dass es bei Ihnen selbst genauso ist ...

Ein Löffel für die Mama, kein Löffel für den Papa

Auf den Körper hören statt auf die Eltern

Der Sohn, eigentlich im Wachstum und recht gefräßig, hat keinen Hunger mehr. Sie greifen hurtig in die altbewährte Trickkiste. Für „Ein Löffel für die Mama, einer für den Papa ..." ist er schon zu alt, aber tags darauf hat er ein Fußballspiel, also probieren Sie es damit: „Wenn du aufisst, scheint morgen die Sonne!" Sie schieben noch ein Argument hinterher – sicher ist sicher: „Du willst doch einmal so groß und stark werden wie Cristiano Ronaldo!" Das wirkt! Am nächsten Tag regnet es und Ihr Kind schießt ein Eigentor. Aber Sie? Sie haben doch gewonnen, oder?

Wie wissen Sie, ob das Kind satt ist oder nach einer halben Stunde wieder Hunger hat? Wo liegt die Grenze zwischen Hunger und Appetit? Und könnte hinter dem Verlangen nach Nahrung etwas anderes stecken? Ihr „Bauchgefühl" verrät Ihnen bestimmt, worum es in diesem Kapitel geht.

Analyse und wissenschaftliche Aspekte

Kinder zu überreden, ihre natürliche Sättigungsschwelle zu überschreiten, ist fatal. Die Kinder verlernen zu spüren, wann sie wirklich satt sind, und essen, um Bedürfnisse wie Unruhe, Angst, Frust auszugleichen.

Lernt ein Kind, dass Essen zum Stillen unterschiedlichster Bedürfnisse dienen kann, etwa als Beruhigung in Stresssituationen, ist der erste Schritt zum falschen Essverhalten getan (vgl. dazu auch das Kapitel „Hungergefühl oder Hunger nach Gefühl").

Das natürliche Hunger-Sättigungs-System

Von Geburt an sind Menschen mit einem funktionierenden System für die Hunger- und Sättigungsregulation ausgestattet. Die ursprüngliche Motivation zur Nahrungsaufnahme bei Neugeborenen wird durch die Gefühle von Hunger und Sättigung reguliert. Die Primärbedürfnisse sind demnach angeboren. Die Ausdifferenzierung in Form von Sekundärbedürfnissen setzt spätestens mit dem Abstillen ein und ist als soziokultureller Lernprozess zu verstehen – ähnlich dem Erlernen einer Sprache oder einer Sportart (vgl. Pudel, Westenhöfer 2003).

Bei der motorischen Entwicklung ist die Bewegungskompetenz angeboren, nicht aber die Spezialisierung auf eine Sportart.

Interessant erscheint in diesem Zusammenhang auch das „Cleveland Experiment". Drei Babys im Alter von 9 Monaten mussten sich über einen Zeitraum von 12 Monaten ihr Essen selbstständig aussuchen. Sie hatten dabei freie Auswahl an tierischen und pflanzlichen Produkten wie z. B. Milch, Äpfel, Orangensaft, Ananas, Karotten, Erbsen, Getreide, Rindfleisch, Lamm, Huhn, Fisch, Eier. Der Verzehr wurde exakt protokolliert, die enthaltenen Nährstoffe berechnet und mit der

Entwicklung der Kinder in Verbindung gesetzt. Das Resultat dieser Studie (vgl. Davies 1928) war eindeutig: Die gewählten Produkte waren optimal, um Wachstum, Gewicht, Knochenentwicklung, Muskulatur und Gesundheit sowie Wohlbefinden zu fördern. Das Experiment zeigt, dass das Verlangen nach einer bedarfsgerechten Nahrungsaufnahme grundsätzlich angeboren ist.

Hunger oder Appetit?

Aufgrund des Wohlstandes und eines Angebots an Nahrungsmitteln mit permanenter Verfügbarkeit wird selten aus einem Hungerzustand heraus gegessen, eher aus Appetit. Appetit ist eine „therapeutisch gourmethafte Begleiterscheinung" des Hungers – hier geht es nicht nur darum, ein qualvolles Defizit (Hunger) auszugleichen, sondern auch um Genuss und Befriedigung von Bedürfnissen und Gewohnheiten. So kann nach einem ausgiebigen Festessen mit Völle- und Sättigungsgefühl noch immer Appetit auf ein kulinarisches Highlight zum Abschluss vorhanden sein.

Die sensorische Vorstellung des Lieblingsgerichtes kann starken Appetit auslösen. Die Sensorik (Aussehen, Geschmack, Geruch) ist ein entscheidender Faktor dafür, welche Menge gegessen wird. Was schmeckt, wird in größeren Mengen gegessen. Auch in Gesellschaft isst man tendenziell mehr (vgl. Kinzl/Kiefer/Kunze 2004).

Fazit: Hunger und Sättigung werden von vielen physiologisch-körperlichen Faktoren beeinflusst – beim Appetit stehen psychisch bedingte Befindlichkeiten und Gewohnheiten und der Erlebnischarakter im Mittelpunkt.

Tipps und Lösungsvorschläge

1. Setzen Sie Speisen nie als Motivations-, Belohnungs- und Trostmittel ein, das behindert eine vernünftige Einstellung zum Essen. Die Sättigungsmechanismen werden dadurch gestört.
2. Wenden Sie keine Tricks an, um das Kind zum Weiteressen zu motivieren, wenn es nicht mehr will.
3. Lehren Sie das Kind, auf Körpersignale zu achten und den Grund dafür, etwas essen zu wollen, je nach Bedürfnis in Hunger, Appetit oder Problemlösung zu unterscheiden.
4. Lassen Sie Ihr Kind geeignete Mengen selbst bestimmen. Das schult die Eigenverantwortung.
5. Keine Verbote! Zucker und fettreiche Lebensmittel dürfen nicht vollständig verbannt werden. Verbote führen zu einer vermehrten Beschäftigung mit dem Problem, erhöhen das Unruhegefühl und führen in weiterer Folge zu Hungerattacken.
6. Bringen Sie dem Kind bei, nach einer Mahlzeit rund 20 Minuten zu warten, bevor die Nachspeise bestellt wird. Damit wird das Sättigungsgefühl besser wahrgenommen.
7. Schränken Sie Süßigkeiten unmittelbar vor den Mahlzeiten ein, sie stören das Sättigungsgefühl. Der Appetit bleibt aufrecht und bewirkt ein unnatürliches Verlangen nach Essen.

8. Regelmäßige Mahlzeiten stillen den Hunger und verhindern Heißhungergefühle.

9. Wenn Ihr Kind dazu neigt, Probleme mit Essen auszugleichen, bieten Sie ihm alternative Problemlösungsstrategien an. Ihr Kind soll lernen, Probleme und Wünsche anzusprechen und darüber zu diskutieren. Stress kann mit Entspannungsübungen, Musik oder sportlichen Aktivitäten ausgeglichen werden. Wenn Sie das Essen verbieten und keine Alternativen bereithalten, wird das Verlangen nach Essen immer dominanter.

Wie kann ich meinem Kind beibringen, bewusst zu essen?

Klaus Dürrenschmied von der Universität für Bodenkultur in Wien testete gemeinsam mit KollegInnen insgesamt 385 österreichische SchülerInnen zwischen 10 und 13 Jahren auf deren Geschmacksempfinden. Das Ergebnis zeigte, dass Kinder, die kein Fast Food essen, über einen besseren Geschmacks- und Geruchssinn verfügen als solche, die regelmäßig Burger futtern.

Die WissenschaftlerInnen haben herausgefunden, dass ein neuer Geschmack mindestens acht bis zehn Mal ausprobiert werden muss, ehe er als positiv empfunden wird. Deswegen sollten Eltern ein „Das mag ich nicht!" nicht gleich als generelle Absage akzeptieren, sondern den Kindern die neuen, anfangs ungeliebten Lebensmittel und Speisen immer wieder anbieten.

Wird ein Kind mit neuen kulinarischen Erfahrungen konfrontiert, sollte man in Abhängigkeit der Reaktion jedoch weder mit Süßem belohnen noch ihnen zur Strafe die Süßigkeiten wegnehmen. Strenge Verbote erweisen sich in den seltensten Fällen als zielführend.

Kinder brauchen Rituale

Kinder wollen lernen, erfahren und von Erwachsenen angeleitet werden. Die Art und Weise, wie wir essen, stellt diesbezüglich keine Ausnahme dar. Aus diesem Grund ist es sinnvoll, ein paar Grundregeln zu beherzigen, die natürlich nicht nur für Kinder gelten, sondern von der gesamten Familie eingehalten werden:

1. Wir essen alle gemeinsam an einem Tisch. Es gibt kein „Nebenbei", also kein Fernsehen, kein Radiohören, kein Versenden von SMS. Wer abgelenkt ist, achtet weder darauf, was noch wie viel gegessen wird.
2. Tischmanieren sind wichtig! Eine aufrechte Sitzposition und eine gerade Körperhaltung sehen nicht nur besser aus, sondern ermöglichen es uns, das Essen intensiver wahrzunehmen und bewusster zu schmecken.
3. Kein Stress beim Essen: Zeit zu haben fördert das sorgfältige Kauen. Wir schmecken dadurch nicht nur intensiver, sondern entlasten den Magen-Darm-Trakt. Im Speichel befinden sich nämlich verschiedene Enzyme, die uns dabei helfen, das Essen vorzuverdauen. Müdigkeit und Energielosigkeit unmittelbar nach dem Essen gehören damit der Vergangenheit an, zusätzlich merken wir rechtzeitig, wenn wir satt sind.

4. Bringen Sie Ihren Kindern bei zu genießen und das Essen zu schätzen. Vermitteln Sie ihnen, dass täglich frisches, wohlschmeckendes Essen auf dem Teller keine Selbstverständlichkeit ist, und bringen Sie Beispiele aus Ländern, wo das nicht der Fall ist.
5. Signalisieren Sie Freude am Experimentieren! Unbekannte, interessante Aromen zu verkosten und bereits vergessene Geschmäcker neu zu erfahren ist etwas Wunderbares. Wer neue Lebensmittel nicht wenigstens probiert, kann deren Geschmack auch nicht beurteilen.

Gemeinsames Essen und Genießen erfreut sich einer viele Jahrhunderte alten Tradition. Diese sollten wir zelebrieren und in gebührendem Ausmaß kultivieren – auch wenn dabei nicht immer alles so läuft, wie Sie sich das vorstellen …

Es fliegt, es fliegt, es fliegt … und es ist grün

Warum es in Ordnung ist, mit dem Essen zu spielen

Das Spargelrisotto ist doch ein Renner geworden. Dass sich Spargel gut als Wurfgeschoss eignet, hat Ihr Sohn schnell herausgefunden. Ihre Tochter, die Beschossene, ebenso. Jetzt, wo Sie das gemeinsame Essen durchgesetzt haben, bestehen Sie auf einem Minimum an Manieren.

Ihre Tochter isst erst den Spargel, dann den Reis – niemals beides zusammen. Ihr Sohn zermatscht alles zu einem Brei und garniert das Ganze mit Ketchup. Großzügig bietet er Ihnen eine Gabel davon an. Sollen Sie sein Angebot annehmen und Begeisterung simulieren? Keine Angst, Sie müssen nicht. Lassen Sie uns stattdessen der wahren Ursache für diese Art von „schlechten Manieren" auf den Grund gehen.

Analyse und wissenschaftliche Aspekte

Beobachtungen haben immer wieder verdeutlicht, dass ein spielerischer Umgang mit dem Essen die Akzeptanz des Geschmacks fördert. Kinder, die mit dem Essen spielen durften, gewöhnten sich eher an neue Geschmacksrichtungen als Kinder, denen es verboten wurde. Dies verdeutlicht die Wichtigkeit, alle Sinne einzusetzen, um eine neue Speise zu testen (vgl. Schmelz o. J.).

Kinder und Jugendliche sehnen sich danach, ihren natürlichen Sinneserfahrungen nachzugehen. Sie müssen einen überlebensnotwendigen Drang entwickeln, Nahrungsmittel zu differenzieren und zu erforschen, indem sie riechen, betrachten, schmecken, fühlen und tasten, um die Genießbarkeit instinktiv abwägen zu können. Über Verhaltensweisen wie Saugen, Lutschen, In-den-Mund-Stecken entwickeln sie erste lebensnotwendige Wahrnehmungs- und Lernkompetenzen.

Auch das Essen mit den Fingern trägt dazu bei, dass sich die Kinder mehr mit den Nahrungsmitteln auseinandersetzen und sich langsam an den Geschmack herantasten. Zwischen dem ersten und zweiten Lebensjahr ist der spielerische Drang bei den Kindern am stärksten ausgeprägt, gehört zur wertvollen Entwicklung der Sensorik und sollte daher von den Eltern zugelassen werden.

Essen spielt eine wesentliche Rolle in der Persönlichkeitsentwicklung von Kindern, es geht dabei um die Lernerfahrung und Erweiterung des Lebensspielraums und darf nicht ausschließlich als notwendiger Prozess der Nahrungsaufnahme verstanden werden. Der Umgang mit Essen beinhaltet wertvolle Erfahrungen in Bereichen der künstlerischen Gestaltung und Forschung und natürlich eine attraktive spielerische Komponente.

Entwicklung von Sensorik von Vorlieben

Föten besitzen etwa ab dem dritten Monat Tausende Geschmacksknospen auf der Zunge. Sie haben also die Fähigkeit, bereits im Mutterleib die unterschiedlichen Geschmacksrichtungen über das Fruchtwasser und die Nabelschnur wahr- und aufzunehmen. Die Aromen der Speisen, die Mütter konsumieren, werden den Föten dadurch vertraut. Durch den Wiedererinnerungseffekt reagieren sie nach der Geburt mit Interesse, wenn sie bestimmte Aromen wiedererkennen – dies gilt aber auch für Musikstücke, Öle, Düfte u.v.m. Diese Entwicklung setzt sich beim Stillen über die Muttermilch fort und prägt die späteren Geschmackspräferenzen. Ernähren sich Mütter während dieser Zeit vielseitig, nehmen ihre Kinder viele verschiedene Geschmacksreize, Gerüche und akustische Signale auf, die während des Essens dargeboten werden. Mitunter erleben die Kinder später beim Erkennen dieser Signale Glücksgefühle. Das Verlangen nach vielseitigen und gesunden Nahrungsmitteln kann also in der Schwangerschaft durch das Ernährungsverhalten der Mutter beeinflusst werden.

Auch ungeborene Kinder haben Einfluss auf die Ernährung der Mütter. Darum verändert sich das Ernährungsverhalten während der Schwangerschaft häufig und fällt aus der Norm der sonst üblichen Essgewohnheiten.

Je früher, umso besser – auch beim Essen

Es gibt weitere Gründe, viele verschiedene Speisen und Nahrungsmittel anzubieten. Nur so kann etwa in den zuständigen Gehirnregionen eine Ausgewogenheit hergestellt werden. Einseitigkeit in der Ernährung führt zu einem Automatismus, einer Gewohnheit. Dies wiederum führt in weiterer Folge zu einem Ungleichgewicht, das nur schwer wieder auszugleichen ist. Einseitige Belastungen, Mangelerscheinungen, die zu Krankheit führen, sind somit vorprogrammiert.

Nörgeln gehört dazu

Ab einem Alter von 18 Monaten beginnen Kinder zu differenzieren, auszuwählen und Lebensmittel abzulehnen, die sie vorher gegessen haben. Mit vier Jahren nimmt diese Tendenz noch einmal zu und die Kinder beginnen damit, neue sensorische Wahrnehmungen und Erfahrungen grundsätzlich zu vermeiden und abzulehnen.

Als Grundregel gilt: Wenn Kindern schon sehr bald neue sensorische Erfahrungen vermittelt werden, werden Veränderungen später leichter angenommen.

Erst ab dem achten Lebensjahr bessert sich diese Tendenz wieder, wobei Nörgeln und Kritisieren zu einem natürlichen Entwicklungsprozess dazugehören. Psychodynamisch betrachtet kann Ablehnung ja auch aus einem Mangel an Aufmerksamkeit und Zuwendung resultieren. Beim Essen bietet sich die Möglichkeit, im Mittelpunkt zu stehen.

Um die Sinne der Kleinen zu schulen, ist es jedoch nie zu spät. Je häufiger man beim Einkaufen Kinder verschiedene Früchte probieren lässt, umso eher werden sie sich auf neue Sinneswahrnehmungen einlassen. Einkaufen kann dadurch für die Kleinen zu einem Geschmacksabenteuer werden.

Liking by tasting

Die Entwicklung der verschiedenen Vorlieben ist auch kulturell bedingt und daher grundsätzlich erlernbar. Land und Kultur bestimmen die Vorlieben für bestimmte Aromen. In Kenia essen kleine Kinder liebend gerne geröstete Termiten, bei den Eskimos ist es der Trockenfisch. Wenn Kinder nur mit einseitigen Geschmäckern in Berührung kommen, werden sie auch später vermeiden, Neues auszuprobieren (vgl. Gottschling 2009).

Auch die Erfahrung und der soziale Kontext, in dem bestimmte Speisen dargeboten werden, beeinflussen die Entwicklung der Geschmacksvorlieben und in weiterer Folge die Nahrungsaufnahme. Die von Kindern spontan abgelehnten Geschmacksqualitäten von Trüffel, aber auch die von Kaviar und Spargel formen sich unter sozialer Anleitung. Beobachtungslernen und wiederholte Geschmackserfahrung im Zusammenspiel mit dem Erlernen des Bedürfnisses nach sozialer Anerkennung ergeben am Ende ein angenehmes Genusserlebnis. Diese Speisen können sich so zu einer bevorzugten Nahrungsquelle entwickeln (vgl. Diehl 2005).

Mit Geduld, Konsequenz und durch Beobachtungslernen kann man Kindern neue Sinneserfahrungen eröffnen. Geschmackserfahrungen sollen erforscht und nicht erzwungen werden. Lehnen Kinder einen Geschmack ab, heißt die Devise: Akzeptieren, aber weiter anbieten. Kinder essen bestimmte Speisen nicht deswegen gerne, weil sie ihnen schmecken. Nein: Sie schmecken ihnen, weil sie sie bereits oft gegessen haben.

Tipps und Lösungsvorschläge

1. Vereinbaren Sie mit Ihren Kindern die Regel, dass zwar nicht alle Gerichte gegessen, aber alle probiert werden müssen, bevor man über den Geschmack urteilt. So kommen Kinder mit vielseitigen Geschmacksempfindungen in Kontakt und ein wichtiger Schritt aus der Zone der Gewohnheit in die Entwicklungszone ist getan.

2. Veranstalten Sie eine „Rätselrally", bei der unterschiedliche Lebensmittel mit den Sensoren (Geschmack, Geruch, Konsistenz usw.) erraten und beschrieben werden müssen.

3. Erzählen Sie spannende Geschichten, Märchen, Metaphern und Bilder über die Herkunft und Wirkung von Gemüse. Beziehen Sie die Sinneswahrnehmungen in die Erzählungen mit ein – so machen Sie Ihre Kinder neugierig.

4. Bringen Sie Kreativität ein! Kreieren Sie Obstspießchen oder gestalten Sie die Lebensmittel auf dem Teller – dargestellte Figuren und Gesichter kommen gut an!

5. Wenden Sie „Flavour-Flavour-Learning" an: Sie können neue Lebensmittel mit von Kindern akzeptierten Geschmacksrichtungen kombinieren, um einen Zugang zu ermöglichen – wie beispielsweise Gemüse und Ketchup (vgl. Burger/von Rutenberg 2011).

6. Bieten Sie Speisen, die abgelehnt wurden, immer wieder einmal an.

Wir sind Stubenhocker –
(k)eine bewegende Tatsache

Eine allgemeingültige Empfehlung zur Förderung der Gesundheit lautet, sich 60 Minuten pro Tag zu bewegen. Obwohl hier mit Bewegung keinesfalls beanspruchende Ausdauer- oder Krafteinheiten gemeint sind und auch moderate Alltagsbewegungen wie schnelles Gehen dazu gezählt werden dürfen, kommen lediglich 20 Prozent der Kinder dieser Empfehlung nach.

Bewegungsmangel ist für Kinder und Erwachsene zum großen Risikofaktor für die Entstehung von Krankheiten geworden. Und die meisten von uns bewegen sich deutlich zu wenig! Ich möchte an dieser Stelle nicht mit Statistiken und Zahlen langweilen, es reicht zu wissen, dass wir viel lieber vor dem Computer oder Fernseher sitzen, anstatt beispielsweise in Bewegung die Natur zu genießen. Diese „Vorliebe" führt – abgesehen vom erhöhten „Zivilisationskrankheitsrisiko" – dazu, dass unsere Kinder bereits einfachste Bewegungsabläufe wie Purzelbäumeschlagen oder Rückwärtslaufen verlernt haben. Beunruhigend, oder?

Wer hingegen aktiv ist, kann einen entscheidenden Teil dazu beitragen, seine Gesundheit zu erhalten. Das lässt sich im hohen Lebensalter besonders gut beobachten. Sobald alte Menschen immobil und bettlägerig werden, erhöht sich ihre Mortalitätsrate enorm.

Wir müssen aus unseren Kindern keine ProfisportlerInnen machen, es sei denn, sie äußern diesen Wunsch. In der moderaten körperlichen Betätigung liegt der Schlüssel zum Erfolg. Kinder, die sich regelmäßig bewegen, leben nicht nur gesünder, sondern sind auch im Rahmen ihrer schulischen Anforderungen leistungsfähiger und erfolgreicher. Ganz abgesehen davon ist Sport ein wertvoller Stresskompensator und ein nützliches Instrument, um mit dem täglichen Leistungsdruck besser umgehen zu können. Erfreulicherweise wurde in Österreich vor Kurzem die tägliche Turnstunde für Ganztagsschulen beschlossen. Damit ist zumindest der erste Schritt in die richtige Richtung getan.

Der Schlüssel zur Bewegungslust oder -unlust unserer Kinder sind aber wir Eltern. Wie sollen wir unsere Kinder von der Wichtigkeit der Bewegung überzeugen, wenn wir als ihre Vorbilder auch lieber vor dem Fernseher sitzen, anstatt ins Freie zu gehen?

Lassen Sie uns kleine Schritte machen, bevor Sie sich und Ihre Kinder zum nächsten Volkslauf anmelden. Das Stichwort heißt Alltagstätigkeiten. Gehen Sie zukünftig mit Ihren Kindern einfach mehr zu Fuß. Meiden Sie Rolltreppen und benutzen Sie die Treppen, anstatt in den Fahrstuhl zu steigen. Fahren Sie alle gemeinsam mit dem Rad zum nächstgelegenen Supermarkt, anstatt die meist kurze Wegstrecke mit dem Auto zurückzulegen.

Haben Sie und Ihre Familie erst einmal zu spüren bekommen, wie herrlich man sich fühlt und wie viel Spaß es macht, sich gemeinsam zu bewegen, dann kommt der Rest von selbst.

Wir sehen uns beim nächsten Familienlauf …

Fußballplatz und Flimmerkiste

Fernsehen ist nicht immer schlecht

Wie oft haben Sie schon an das soziale Gewissen Ihres Sohnes appelliert, den dicken Franzi, den von der Geburtstagsparty, zum Fußballspielen mitzunehmen? Die Franzi-Mannschaft, argumentiert Ihr Kind dagegen, ist immer die, die am Ende verliert. Zu träge sei der Franzi, so wenig Kondition habe er. Aber beim FIFA-Spielen auf der Xbox ist der Franzi super, weiß Ihr Sohn. Und einen Fernseher, wie ihn der Franzi im Kinderzimmer hat, will er jetzt auch.

Einer weniger im Kampf um die Fernbedienung, denken Sie, das wäre allerdings ein Vorteil, und der häusliche Friede würde stabilisiert. Aber einen zweiten Franzi zu Hause, wollen Sie das?

Wie groß ist der Einfluss der Medien auf die Ernährung Ihres Kindes und wie gefährdet ist der Spross, den Fußballplatz gegen die Flimmerkiste einzutauschen?

Analyse und wissenschaftliche Aspekte

Tatsache ist: Kinder, die mehr als zwei Stunden pro Tag fernsehen, haben doppelt so oft Übergewicht wie Kinder, die weniger lang vor der Glotze sitzen oder am Computer spielen (vgl. Koletzko 2005). Dies betrifft vor allem jene

Kinder, die sich außerhalb der intensiven Fernsehzeit wenig bewegen und zudem während des Fernsehkonsums Snacks und Süßigkeiten in sich hineinstopfen.

Laut Hastings et al. (2003) ist der Zusammenhang zwischen Übergewicht und der Dauer des Fernsehkonsums auch durch das zwangsläufige Sehen der Werbung erklärbar. Menschen, die mehr Werbung sehen, essen auch mehr der beworbenen Lebensmittel. Die meisten davon weichen stark von den Normen für gesunde Ernährung ab. Werbung, die auch in Online-Spielen von Lebensmittelerzeugern verpackt sein kann (vgl. Fette Kinderfänger 2013), motiviert vor allem Kinder, auf Lebensmittel zurückzugreifen, die ein interessantes und cooles Image vermitteln. Das primäre Motiv Hunger steht dabei nicht im Vordergrund. Werbung wirkt also auf jeden Fall.

Eine andere mögliche Erklärung für den Zusammenhang wäre, dass Menschen, die bereits übergewichtig sind, Tätigkeiten bevorzugen, die wenig körperliche Aktivität erfordern – Fernsehen gehört eindeutig dazu.

Bewegungsmangel

1975 bewegten sich Kinder drei bis vier Stunden pro Tag, heute ist es im Durchschnitt nur mehr eine Stunde (vgl. Frenkel o. J.).

Der beste Weg, Ihren Kindern Bewegung näherzubringen, ist: vorleben und ermöglichen. Kinder verfügen über einen natürlichen Bewegungsdrang, der jedoch durch Verbote behindert werden kann. Bewegungsräume sind sowohl im ländlichen wie auch im städtischen Raum meist vorhanden – damals wie heute. Hier geht es um die Entscheidung der Eltern, Kinder in den Garten oder in den Park zu schicken und dahingehend zu motivieren. Sie vor den Fernseher zu setzen, ist die bequemere „Übung". Das Risiko, dass sich die Kinder verletzen, ist dabei natürlich auch geringer.

Durch die verminderte Bewegung haben sich motorische Grundfertigkeiten wie Klettern, Werfen, Fangen, Balancieren weitgehend zurückentwickelt. Kinder brauchen aber unterschiedlichste Bewegungserfahrungen, auf die sie jederzeit zurückgreifen können. Motorisch gut entwickelte Kinder können neue Bewegungen schneller lernen, da sie im Gehirn auf einen größeren Bewegungsschatz zurückgreifen können. Kinder, die sich geschickter bewegen, reagieren schneller und verletzen sich weniger oft. Die Vorbildfunktion der Eltern kommt hier besonders zum Tragen. Kinder, die in Sportvereinen aktiv sind, haben häufiger Eltern, die sportlich interessiert sind, als Kinder, die wenig Sport machen. Sportliche Eltern ermöglichen ihren Kindern also meist schneller den Einstieg in eine Sportart.

Dabei ist es wichtig, sie nicht in eine bestimmte Richtung zu drängen, sondern sie selbst entscheiden zu lassen, was ihnen Spaß macht. Denn nur wenn sie Spaß an der Bewegung haben und kreativ mitgestalten können, werden sie auch langfristig dabei bleiben.

Kinder und Jugendliche betreiben Sport, wenn sie von den Eltern dazu angeregt werden und ihre Unterstützung in der Umsetzung bekommen (Interesse, Wertschätzung innerhalb der Familie sowie die notwendige finanzielle Unterstützung für die Ausübung der Sportart). Dazu kommen noch die sozialen Einflüsse durch die Peergroup, die Welt der Gleichaltrigen, der die Jugendlichen angehören wollen, um sich von den Erwachsenen abzugrenzen und um ihre eigene Identität zu finden.

Sportliche Großereignisse wie eine Fußballweltmeisterschaft tragen dazu bei, Kinder und Jugendliche für den Sport zu begeistern und zur Sportausübung zu motivieren. Besonders wirksam sind Live-TV-Übertragungen. Wie groß der Einfluss auf die Kinder ist, hängt wiederum zu einem großen Teil davon ab, wie die Eltern diese Ereignisse bewerten. Wird dem Sport ein großer Stellenwert zugeschrieben und zu Hause über die Berichte gesprochen, interessieren sich die Kinder und Jugendlichen noch mehr dafür (vgl. Burrmann 2005).

Eine besondere Vorbildfunktion nehmen auch Sportstars ein. Nach einer Studie der EBS Universität (SID 2011) sind in Deutschland Mario Götze, Thomas Müller und Raúl die beliebtesten Spieler der Bundesliga und große Vorbilder für Kinder.

Vorbilder in Fantasiegeschichten à la Popeye

Vorbilder wirken – nicht nur in Medien, sondern auch in Form von Geschichten, die am Mittagstisch erzählt werden.

Um Kinder zum richtigen Essverhalten zu erziehen, sollten gesunde Nahrungsmittel als Energieförderer und den Selbstwert stärkende Substanzen vermittelt werden. Dabei kann man Geschichten über den Spinat essenden Popeye, den starken Seemann, erzählen oder selbst erfundene Fantasiegeschichten, mit deren ProtagonistInnen sich die Kinder identifizieren können. So wird zum Beispiel die Metapher „schwaches, unbeliebtes, trauriges Tier", das durch das Essen von Brokkoli zu Energie und Selbstbewusstsein gelangt, zum Helden in der Geschichte. Oder man setzt den Comic-Hasen Bugs Bunny, der dauernd an einer Karotte knabbert, als Vorbild ein.

Eine Variante davon findet sich manchmal auf Speisekarten in Restaurants. Da gibt es sowohl den Schneewittchen-Gemüsesalat als auch die Schweinchen-Dick-Fleischklößchen, das Pinocchio-Schnitzerl oder Donald-Duck-Pommes – ob das jedoch bei Kindern wirklich zieht, sei dahingestellt. Wer will schon Klößchen vom Schweinchen Dick essen …

Die Universität von Bangkok hat eine Studie zu der Frage durchgeführt, wie man 4- bis 5-jährige Kinder dazu bringen kann, mehr Gemüse zu essen. Dabei wurden über acht Wochen hinweg verschiedenste Methoden ausprobiert. Das Ergebnis zeigte, dass die Methode, Popeye-Cartoons anzusehen, die Kinder veranlasste, doppelt so viel Gemüse zu essen wie normalerweise. Dies verdeutlicht, wie wichtig Vorbilder für Kinder und Jugendliche sind. Eine weitere Möglichkeit, die Kinder zum gesunden Essen zu bringen, besteht darin, sie das Gemüse selbst anbauen zu lassen. Die Studie zeigte, dass dies einen ähnlichen Effekt hatte wie das Ansehen der Cartoons (vgl. EatSmarter, Popeye o. J.).

Lösungsvorschläge und Tipps

1. Ermöglichen Sie Ihrem Kind ein paar Stunden im Garten, mit Freunden im Park oder im Sportverein, wenn es von der Schule nach Hause kommt.

2. Motivieren Sie Ihr Kind, indem Sie Übungen wie Balancieren, Werfen und Klettern vorzeigen. Entwickeln Sie am Wochenende beim Ausflug in den Wald spezielle Bewegungsparcours und binden Sie die Kinder bei der Gestaltung mit ein.

3. Machen Sie sich keinen Stress betreffend die Logistik: Wenn der Transport in den Sportverein zeitlich und logistisch unmöglich ist, schicken Sie Ihre Kinder in den Park (Stadt) oder in den Garten (Land). Oft sind es die einfachen Dinge (Kicken im Park, Volleyball-, Fangenspielen oder Gummihüpfen), die Kinder zur Bewegung motivieren. Nach so einer Bewegungseinheit kommen sie ausgeglichen heim.

4. Lassen Sie die Kinder die Hausaufgaben nach der Bewegung machen. Nach der Bewegung lernt es sich leichter.

5. Erzählen Sie Fantasiegeschichten über zauberhafte und energetische Wirkungen gesunder Lebensmittel. Die Karotte, die stark macht und selbstbewusstes Auftreten fördert, ist eine coole Sache.

6. Lassen Sie Ihr Kind vor dem Schlafengehen noch fernsehen, damit es nicht das Gefühl hat, es befinde sich außerhalb der Peergroup. Suchen Sie mit den Kindern gemeinsam Sendungen aus, die einen guten Mix zwischen Spaß und Mehrwert ergeben.

Rache im Rachen

Essen darf keine Strafe sein

Sie lieben Ihre Tochter. Ihre Tochter liebt Sie auch. Dass sie seit Tagen das Zimmer nicht aufräumt, hat bestimmt nichts mit Ihrer Erziehung zu tun. Den Fünfer hat sie nicht absichtlich nach Hause gebracht, sauer sind Sie trotzdem. Nach dem letzten „Fleck" haben Sie Nachhilfe organisiert. Den zweiten Fünfer haben Sie mit gespielter Gelassenheit genommen. Dem dritten war eine Einladung in die Sprechstunde beigefügt, ausgerechnet von jenem Lehrer, den Sie selbst nicht ausstehen können.

Weiß Ihr Kind, was es Ihnen da antut? Noch dazu, wo Sie sich gerade vorgenommen haben, an diesem Tag freizunehmen, wie Ihnen dieses Buch empfohlen hat …

Das Kind hatte sich heute Spaghetti gewünscht. Es jetzt auch noch zu belohnen, kann pädagogisch nicht richtig sein. Es gibt Grießbrei, und damit basta. Essen eignet sich für viele Arten von Machtspielen. Die Genugtuung ist aber von kurzfristiger Wirkung, die Folgen hingegen sind dauerhaft.

Analyse und wissenschaftliche Aspekte

Eltern identifizieren sich mit ihren Kindern und reagieren sehr emotional, wenn das Verhalten der Kinder ihren eigenen Vorstellungen nicht entspricht. Es fehlt die sachliche Distanz und der rationale Umgang mit dem Problem. Das negative Verhalten des Kindes wird wie ein eigenes Fehlverhalten empfunden und die persönliche Enttäuschung auf das Kind übertragen. Die Reaktionen können sich auf unterschiedliche Art ausdrücken, z. B. durch Liebesentzug, Abwertung oder Bestrafung. Entstandene Konflikte werden unbewusst über das Essen ausgetragen – hier erfolgt die Verlagerung des Problems. Aus der Enttäuschung der Eltern und deren Umgang damit entstehen Frust und Betroffenheit bei den Kindern – ein Machtspiel beginnt.

Auf der Seite der Eltern z. B. durch die Zubereitung von Essen: Die Zubereitung von Mahlzeiten spiegelt häufig die Beziehungsqualität wider. Sinkt das Stimmungsbarometer nach einem Konflikt, werden oft Mahlzeiten aufgetischt, die weniger beliebt oder einfach schneller zuzubereiten sind. Möchte man die Familie wertschätzen und belohnen, werden Lieblingsgerichte serviert.

Auf der Seite der Kinder z. B. durch die Verweigerung von Essen: Verweigerung von Essen wird von Kindern schon sehr bald als Machtmittel erkannt und unbewusst gegen die Eltern eingesetzt. Wenn Kinder nicht essen, reagieren die Eltern nervös und – aus einem inneren Versorgungstrieb heraus – verzweifelt. Das nützen Kinder aus.

Essensverweigerung wird in unserer Gesellschaft häufig als persönliche Stärke, Konsequenz und Disziplin interpretiert und kann zum Machtfaktor werden. Der Hungerstreik ist ein solches Machtmittel, etwa um politische Forderungen durchzusetzen. Essensverweigerung im privaten Bereich mündet im schlimmsten Fall in einer Magersucht, die auch tödliche Folgen haben kann.

Lösungsvorschläge und Tipps

1. Essen sollte weder als Belohnung noch als Bestrafung eingesetzt werden. Ist dies der Fall, stehen immer die damit verbundenen Konsequenzen im Vordergrund und niemals die natürlichen Reize wie Genuss, Hunger, Sättigung.
2. Trennen Sie wenn möglich das nervende Fehlverhalten Ihres Kindes in der Schule von der Liebe und Wertschätzung, die Sie Ihrem Kind grundsätzlich vermitteln wollen. Sie dürfen nicht den Fehler begehen, diese Bereiche zu vermischen. Zeigen Sie, was Sie fühlen: „Ich bin mit deinem Verhalten nicht einverstanden, liebe dich aber als mein Kind."

Macht Junk Food depressiv?

Depressiv durch schlechte Ernährung, ist das möglich? Man glaubt es kaum – ja. Eine Studie erbrachte diesbezüglich hochinteressante Ergebnisse. Die Untersuchungen liefen über 6 Jahre und schlossen insgesamt 12.000 TeilnehmerInnen ein. Dabei stellte sich heraus, dass Menschen, die vermehrt ungesunde Fette in Form von gesättigten oder Trans-Fettsäuren konsumieren, ein bis zu 48 Prozent erhöhtes Risiko haben, an einer Depression zu erkranken.

Die genauen Hintergründe für diese Resultate sind bis heute noch unklar. Das Ergebnis untermauert jedoch erneut, wie weitreichend die Gefahren von Fehlernährung sein können. Wir sollten uns aber nicht nur darauf konzentrieren, ungesunde Lebensmittel zu meiden, sondern eher versuchen, gesunde vermehrt in den Speiseplan einzubauen. Im Gegenzug zur Depression können wir uns nämlich auch glücklich und fröhlich essen! Und das gelingt mit Mood Food!

72 Prozent aller Menschen in depressiven Phasen haben Lust auf Schokolade, Eiscreme und andere Naschereien. Warum ist das so?

Tatsächlich beinhaltet Schokolade verschiedene Komponenten, die dazu beitragen können, unsere Laune zu heben. Zu diesen gehören allen voran die Aminosäure L-Tryptophan, aber auch Koffein, ein Pflanzeninhaltsstoff namens Theobromin, Zucker und Fett.

Vor allem L-Tryptophan erweist sich als sehr wirkungsvoll, wenn es darum geht, die Produktion unseres Glücksbotenstoffes Serotonin anzuregen. Natürlich sind große Mengen an Schokolade nicht gerade gesund. Glücklicherweise gibt es noch andere Lebensmittel, die uns als wertvolle L-Tryptophan-Quellen zur Verfügung stehen.

Zu diesen gehören unter anderem:

☐ Hülsenfrüchte (z. B. Linsen, Bohnen, Erbsen)

☐ Pilze (z. B. Champignons, Steinpilze)

☐ Nüsse und Kerne (z. B. Cashewkerne)

☐ Milchprodukte (z. B. Topfen/Quark)

☐ Obst (z. B. Bananen)

☐ Fleisch (z. B. Hühnerbrust)

☐ Fisch (z. B. Thunfisch)

Die Inhaltsstoffe zahlreicher weiterer Lebensmittel können dazu beitragen, dass wir uns wohlfühlen:

☐ *Capsaicin:* Dabei handelt es sich um einen in *Chilischoten, Paprika* oder *Pfeffer* enthaltenen sekundären Pflanzenstoff. Dieser bewirkt die Ausschüttung von Endorphinen und kann so zu Glücksgefühlen führen. Lebensmittel, die Capsaicin enthalten, sind meistens sehr scharf und für kleine Kinder ungeeignet. Die Paprika stellt für sensible Münder die bessere Wahl dar.

- *Granatäpfel, Ginseng, Karotten* oder *Fenchel* sind ebenfalls dafür bekannt, unsere Stimmungslage positiv zu beeinflussen.
- „Ein wenig sauer macht lustig": *Buttermilch, Essiggurken* oder *Rhabarber* beinhalten das richtige Ausmaß an Säure, um die Laune zu heben.
- Auch bei den Gewürzen können wir aus dem Vollen schöpfen: *Lavendel, Salbei, Safran* und *Melisse* enthalten ätherische Öle, die sich positiv auf die Psyche auswirken können.

Leider sind nicht alle psychischen Verstimmungen oder Störungen durch die Zufuhr bestimmter Nahrungsmittel zu beheben …

Hungergefühl oder Hunger nach Gefühl?

Wenn nicht nur der Magen beruhigt wird

Sie nehmen Ihre Vorsätze ernst, haben heute im Supermarkt die Chips links liegen gelassen und sind mit Ihrem Einkaufswagen zügig an den Süßigkeiten vorbeimarschiert. Während Sie zu Hause am Studentenfutter naschen, verlangt es den kleinen Sohn nach Schokolade. Standhaft verwehren Sie ihm die Kombination aus Zucker und Fett und bieten ihm ein paar Nüsse an. Der Sohn bockt, Sie bleiben eisern. Womit Sie nicht gerechnet haben: Ihr Kleiner sieht sich nun außerstande, seine Hausübungen zu erledigen. Er könne sich nicht konzentrieren, sagt er. Und überhaupt findet Ihr Sohn, dass er sich für den Dreier in Mathe eine Belohnung verdient habe. Bislang hat er sich mit Schokolade zufriedengegeben. Müssen Sie nun einen höheren Preis bezahlen?

Wenn Essen nicht nur sättigt, sondern auch beruhigt, tröstet oder belohnt, ist dies der erste Schritt zur Essstörung. Sie glauben, das ist übertrieben? Dann lesen Sie weiter.

Analyse und wissenschaftliche Aspekte

In belastenden Situationen verändert sich bei vielen Kindern und Jugendlichen das Essverhalten (vgl. Kinzl, Kiefer,

Kunze 2004). Übergewichtige und Essgestörte reagieren unter Stressbedingungen häufig mit gesteigertem Appetit und Essattacken, Normalgewichtige sind unter emotionalen Belastungen wie Prüfungsstress, Trauer und Verlusterlebnissen eher appetitlos.

Unterforderungen, Langeweile und Einsamkeit hingegen führen zu innerer Unruhe, die kompensiert werden möchte. Und dies hat permanente gedankliche Beschäftigung mit dem Essen sowie ein vermehrtes Hungergefühl zur Folge.

Wenn abends unerfüllte Bedürfnisse nach Nähe, Zärtlichkeit und Sexualität entstehen, reagieren viele Kinder und Jugendliche mit verstärkten Hungergefühlen. Essen wird dann mitunter zum Trostpflaster. Der Zustand des Verliebtseins führt dazu, dass sie weniger essen.

Gefühlszustände und Befindlichkeiten verändern das Essverhalten von Kindern und Jugendlichen. Ob sich das Belohnungsverhalten „Essen" ungünstig auf das Körpergewicht auswirkt oder Essstörungen begünstigt, hängt mit dem Bewegungsverhalten und mit Problemlösungskompetenzen der Kinder und Jugendlichen zusammen.

Lösungsvorschläge und Tipps

1. Lehren Sie Ihr Kind, ganz kleine Mengen zu essen und diese fokussiert und mit allen Sinnen wahrzunehmen. Sie können dem Kind beibringen, sich auf ein Genussabenteuer achtsam einzulassen: das Nahrungsmittel im Hier und Jetzt

aufmerksam zu betrachten, intensiv daran zu riechen, es sinnlich zu betasten, langsam im Mund zergehen zu lassen und genüsslich zu schmecken.

2. Motivieren Sie Ihr Kind, die eigene Befindlichkeit durch Verhaltensweisen zu beeinflussen, die mit Essen nichts zu tun haben. Unternehmen Sie etwas mit Ihrem Kind – gehen Sie spazieren, unterhalten Sie sich, treiben Sie gemeinsam Sport –, damit das Kind lernt, seine Befindlichkeit selbstständig zu verändern.

3. Fordern Sie sensorische Rückmeldungen aus unterschiedlichen Lebensbereichen ein. Ihr Kind lernt dadurch, sich besser zu spüren. Wie hast du dich heute beim Fußballspielen gefühlt? Hast du die Bälle gut getroffen? Ist dir das Rad heute mit gestreckten Beinen gelungen? Welche Musik motiviert dich?

Wer mag den dicken Franzi?

Der Zusammenhang zwischen geringem Selbstwert und Essstörung

Ihre Tochter hat seit Wochen nicht mehr am gemeinsamen Abendessen teilgenommen. Ständig hat sie etwas vor. Den Überblick, wann sie isst und was, haben Sie verloren. Dünn ist sie geworden, das fällt Ihnen auf. Erst haben Sie ihr Komplimente gemacht, jetzt machen Sie sich Sorgen. Sie schieben das Problem auf den Liebeskummer, dann schieben Sie es auf die Pubertät und schließlich auf Heidi Klum und ihre Modelshow. Sie fragen nach, das Kind weicht aus. Sie fragen wieder, das Kind schweigt. Sie schimpfen, Ihre Tochter geht Ihnen aus dem Weg. Und nimmt weiter ab. Wenn sich Kinder durch Gewichtszunahme bzw. -abnahme körperlich verändern, steckt nicht immer eine Essstörung dahinter. Je besser Sie über dieses Thema Bescheid wissen, umso eher können Sie die Gefahr orten oder ihr im besten Fall vorbeugen.

Analyse und wissenschaftliche Aspekte

Essstörungen gehören in unseren Breiten zu den häufigsten psychosomatischen Erkrankungen weiblicher Jugendlicher und junger Frauen. Essstörungen liegen dann vor, wenn das Essen als Ersatz- bzw. Kompensationsmittel für psychische Probleme eingesetzt wird.

Eine Essstörung darf nicht mit einer Ernährungsstörung gleichgesetzt werden. Die Ursache soll nicht in Zusammenhang mit einem Mangel an gesunder, ausgewogener Ernährung gebracht werden. Versuche, Essstörungen über eine gesunde, „richtige" Ernährung und über das Darbieten von bevorzugten Gerichten zu beheben, sind wirkungslos, da nicht die falsche Ernährung zu dieser Problematik führt, sondern psychische Probleme die Ursache sind.

Essgestörte besitzen nicht mehr die Kompetenz, in Problemsituationen auf unterschiedliche Lösungswege zurückzugreifen; sie sind überzeugt, mit ihrem Essverhalten Probleme lösen zu können. Krankhaft überbewertete Schönheitsideale, mangelndes Selbstwertgefühl (der Wert der Person wird ausschließlich über das Aussehen definiert), Umbruchsituationen wie Pubertät oder Ablösung von den Eltern führen zu einer permanenten Beschäftigung mit Gewicht und Aussehen: „Wenn ich schlank bin und gut aussehe, geht's mir besser."

Mit zusätzlichen Maßnahmen wie Abführmitteln, wassertreibenden Mitteln, willentlichem Erbrechen oder auch exzessiven sportlichen Aktivitäten soll der Erfolg erzwungen werden.

Charakteristika der Essstörungen
(Kinzl, Kiefer, Kunze 2004; Pudel, Westenhöfer 2003)

Das Denken dreht sich ausschließlich – fast zwanghaft – um Essen, Gewicht, Aussehen etc. Dazu kommt der Verlust der Fähigkeit, die Menge des Essens einzuschätzen und zu begrenzen. Angst, Scham und Schuldgefühle treten auf, wenn das Hungern aufgegeben werden muss.

Zu den klassischen Essstörungen zählen die Magersucht *(Anorexia nervosa)*, die Ess-Brech-Sucht *(Bulimia nervosa)* und die Fettsucht *(Adipositas)*. Es gehören aber auch *Pica* (Verzehr von Ungenießbarem) und *Orthorexia nervosa* (krankhaftes Gesundessen) dazu.

Anorexia nervosa

Merkmale: starker Gewichtsverlust, Unterernährung, stark gezügeltes Essverhalten (Abführmittel, Erbrechen), massive Gewichtsphobie, Störung des Körperschemas, fehlende Krankheitseinsicht und Hyperaktivität. Die Triebunterdrückung führt zu einem Unabhängigkeitsgefühl. Die Askese, also der Nahrungsverzicht, wird als besondere Leistung bewertet. Dünner zu sein als andere Menschen erhöht das Selbstwertgefühl.

Bulimia nervosa

Merkmale: Essattacken, große Mengen an Fett und kohlenhydratreicher Nahrung werden verschlungen, Gegenmaßnahmen wie Erbrechen und/oder Abführmittelmissbrauch werden eingeleitet. Gezügeltes Essverhalten sowie ständige Beschäftigung mit dem Körpergewicht sind die Folgen. Das Selbstwertgefühl ist allein vom Aussehen abhängig.

Adipositas

Merkmale: BMI über 30, krankhaftes Essverhalten. Stress-belastungen führen zu Frustessen, daraus resultiert eine positive Energiebilanz (zu viel Nahrungszufuhr und zu wenig Bewegung). Übergewicht wird bei Männern eher toleriert als bei Frauen. Ursachen sind sowohl genetische als auch psychosoziale Faktoren (Lebensumstände).

Orthorexia nervosa

Merkmale: ständige Sorge um die Gesundheit; der Nahrung wird ein übertriebener Stellenwert zuerkannt. Die Einteilung der Nahrungsmittel erfolgt in „gesund" und „ungesund"; übertriebener Gesundheitsfanatismus entsteht. Die Betroffenen versuchen, andere zu missionieren und isolieren sich dadurch. Ein permanentes schlechtes Gewissen und Gedanken an gesundes Essen dominieren.

Pica

Merkmale: Verzehr von Ungenießbarem, Widerlichem und Abstoßendem wie Haare, Schnüre, Gras, Seife, Kot, Zahnpasta. Verschluckt werden auch spitze, gefährliche Gegenstände, die innere Verletzungen hervorrufen können. Vergiftungen können Folgeerscheinungen sein. Das außergewöhnliche Verhalten kann bereits im Säuglingsalter beginnen, in wenigen Fällen dauert die Krankheit bis ins Jugend- oder Erwachsenenalter an. Schwangere, Stillende und geistig behinderte Personen neigen ebenfalls zu dieser Störung. Die

Ursache kann in Stressbelastungen, Verwahrlosung oder auch in einem Mangel an Eisen und Zink liegen.

Ursachen der Essstörungen

Körpergewicht und Attraktivität

Schlankheitswahn führt zu einem erhöhten Risiko von Essstörungen (vgl. Kinzl, Kiefer, Kunze 2004). Früher galten mollige Menschen als gemütlich, humorvoll und ausgeglichen, heute wird Übergewicht bereits von Kindern mit Faulheit, Undiszipliniertheit, Unappetitlichkeit oder Unattraktivität gleichgesetzt. Jugendliche besitzen ein Schwarz-Weiß-Denken: „Schlank ist gut und dick ist schlecht." Beinahe ein Drittel der jugendlichen Schülerinnen ist mit Gewicht bzw. Aussehen unzufrieden, obwohl das Durchschnittsgewicht dieser Jugendlichen im Normalbereich (BMI 22) liegt. Die Attribute schlank und attraktiv werden fast synonym verwendet. Knapp 50 Prozent der befragten Mädchen gaben an, dass sie in der Vergangenheit bereits Versuche gestartet haben, mit einer Diät abzunehmen, um attraktiver zu werden. Schlanksein wird häufig auch mit Glück und Zufriedenheit gleichgesetzt.

Sexueller Missbrauch

Eine Essstörung kann auch einen Schutz vor sexuellen Kontakten bedeuten. Starke Abmagerung oder starke Gewichtszunahme führt dazu, dass die betroffene Person als SexualpartnerIn ausscheidet bzw. als begehrtes Sexualobjekt unattraktiv wird. Diese Konstellation findet man oft bei Opfern von sexuellem Missbrauch.

Geringer Selbstwert und Krankheitsbilder

Ein geringer Selbstwert korreliert mit chronischen körperlichen Erkrankungen, mit sozialen Problemen, aber auch mit psychischen Störungen wie Depressionen, Ängsten, Essstörungen usw. In unserer erfolgsorientierten Gesellschaft wird der Wert des Menschen sehr häufig über die Leistung definiert.

Um die Entstehung von Essstörungen einzuschränken, sollten wir das Selbstwertgefühl unserer Kinder stärken und sie unabhängig von Erfolg und Aussehen wertschätzen. Sie sollen lernen, das vorherrschende Schönheitsideal zu hinterfragen und ein kritisches Medienbewusstsein zu entwickeln, um nicht in Diätfallen zu tappen. Die Entwicklung eines positiven Körpergefühls und die Förderung der Wahrnehmungskompetenzen unserer Sensorik (Schmecken, Riechen, Fühlen, Sehen, Hören) spielen dabei eine große Rolle. Bereits im Kindesalter an vielfältige Wege und Lösungen im Umgang mit Problemen herangeführt zu werden, wirkt sich positiv auf den Entwicklungsprozess aus.

Eine gesunde Persönlichkeitsentwicklung und ein gestärkter Selbstwert setzen eine ausgewogene Balance zwischen Sein und Leisten voraus. Wenn Eltern dem Kind fortwährend vermitteln: „Wir lieben dich, weil du ein erfolgreicher Schüler bist oder weil du eine tolle Figur hast", so hat dies weitreichende Folgen auf den Selbstwert. Das Kind lernt, dass Liebe und Wertschätzung immer mit Erfolg und Attraktivität zusammenhängen. Da der Mensch ohne Liebe und Zuneigung nicht existieren kann, versucht er, immer noch mehr zu entsprechen, um noch größere Wertschätzung zu erfahren. Eine gefährliche unbewusste Gedankenspirale beginnt: Abnehmen führt zu Erfolgserlebnissen, die Wertschätzung des Umfeldes ist mir somit sicher, daher muss ich weiter abnehmen, um noch erfolgreicher zu sein, das bringt dann noch mehr Anerkennung …

Mangel an Zuneigung kann auch durch „sekundären Krankheitsgewinn" kompensiert werden. Wenn Kinder krank sind, erfahren sie, dass sie umsorgt werden. Der Krankheitsgewinn besteht darin, dass ihnen durch die Krankheit Interesse, Zuneigung und Liebe zuteilwird. Das Gehirn lernt dadurch, dass ein schlechter Gesundheitszustand durch Nähe belohnt wird, und Belohnung führt generell dazu, dass ein Zustand häufiger auftritt.

Die den Seinszustand widerspiegelnde Gegenbotschaft wäre: „Wir lieben dich, weil es dich gibt." Diese Aussage der Eltern gewinnt eine existenzielle Dimension: auch etwas wert zu sein, ohne etwas geleistet zu haben. Dieses vermittelte Gefühl führt zu einem hohen Selbstwert des Kindes.

Die optimale Ausgewogenheit zwischen Sein und Leisten ermöglicht die Fähigkeit, auch in extremen Situationen loslassen zu können.

Der multidimensionale Ansatz des Selbstwerts

Unter Selbstwert versteht man die Bewertung des Bildes, das man von sich selbst hat. Das kann sich auf die Persönlichkeit und die Fähigkeiten des Individuums, auf verschiedene Bereiche des Selbstkonzepts (Leistungs-, soziales, emotionales oder körperliches Selbstkonzept) beziehen.

Potreck-Rose (2009), Schütz (2000) und Sellin (2006) sowie Wörz/Lecheler (2010) betonen in ihren Veröffentlichungen, dass mehrere Selbstwertbereiche – soziale Beziehungen, Integrationsfähigkeit, körperliche Befindlichkeit, emotionale Stabilität und Leistungsfähigkeit – den Selbstwert definieren. Je nachdem wohin ein Mensch bei der Selbstbewertung schaut, kann er zu sehr unterschiedlichen Einschätzungen kommen.

Ein/e gesellige/r Jugendliche/r, der/die in einer intakten Familie lebt, wird möglicherweise einen hohen *sozialen Selbstwert* haben. Wenn diese/r Jugendliche die falsche Schule ausgewählt hat und dort erfolglos agiert, könnte der *Leistungs-Selbstwert* entsprechend niedrig sein. Wenn sich der/die Jugendliche unattraktiv und zu dick fühlt, ist der *körperliche Selbstwert* betroffen. Die Problematik liegt vor allem darin, dass Jugendliche ihren subjektiven Fokus auf die Bereiche legen, die bedroht sind, und sich selbst entwerten. Häufig führen auch unrealistische Vergleichsstrategien („Das Top-Model hat eine viel bessere Figur als ich!") zu Selbstwertproblemen.

Welche Erfahrungen wir tatsächlich als bedrohlich für unseren Selbstwert erleben, ist von Mensch zu Mensch unterschiedlich. Jede/r hat spezielle wunde Punkte. Für viele stellen negative Rückmeldungen auf Leistungen eine Gefährdung des Selbstwerts dar. Eine noch stärkere Bedrohung sind verbale Angriffe. Angriffe verletzen besonders dann, wenn wir uns zuvor geöffnet haben.

Auch kritische Lebensereignisse wie der Verlust einer Bezugsperson können unseren Selbstwert untergraben, die Erfahrung, Hilfe zu brauchen, kann ihn schwächen.

Quellen des Selbstwerts

Schütz (2000) sieht wertvolle Quellen des Selbstwerts in den eigenen Erfolgen und individuellen Fähigkeiten, in einer Grundhaltung der Selbstakzeptanz („Ich bin, wie ich bin …"), in der Zufriedenheit und Geborgenheit funktionierender sozialer Beziehungen und in der sozialen Kontaktfähigkeit. Je perfektionistischer und ergebnisorientierter die Leistungsansprüche sind und je weniger wir uns mit unseren Fehlern und Schwächen annehmen, umso eher erleben wir unseren Selbstwert als bedroht. Die Entwicklung von mehr Selbstakzeptanz stellt deshalb einen wichtigen Schritt auf dem Weg zu einem starken und belastbaren Selbstwert dar. Ein hoher stabiler Selbstwert wird in der Literatur als wichtige präventive Maßnahme für die erfolgreiche Bewältigung von Problem- und Krisensituationen angeführt.

Drei Persönlichkeitsanteile bestimmen den Selbstwert auf der Bühne unseres Lebens:

- Da ist der KRITIKER, der uns hinterfragt und abwertet. Er ist das Über-Ich, unser Gewissen, das Normen und Regeln einfordert. Selbst wenn wir uns gut genug fühlen, stellt er die Frage, was wohl die anderen von uns denken. Bei Menschen mit niedrigem Selbstwert ist der Kritiker sehr stark.

- Der FAULPELZ tritt in zwei Erscheinungsformen an uns heran. Da gibt es den *Gauner-Faulpelz*, der unsere Zeit stiehlt: „Warte doch mit dem Beginn dieser Arbeit, mach etwas anderes." Wir hören auf ihn, sind gleichzeitig unglücklich, wieder nicht konsequent genug zu sein. Der *Gourmet-Faulpelz* indes ist wertvoll, weil er für unsere tiefe und effiziente Regeneration wichtig ist. Wenn schon nichts tun, dann aber wirklich und mit ruhigem Gewissen! Genieße mit allen Sinnen! Wir müssen daran arbeiten, diesen Gourmet-Faulpelz zu stärken.

- Der WOHLTÄTER ist für alle Dinge da, die uns guttun. Er sorgt für unsere Hobbys und Interessen, für genussvolles Essen und gute Musik. Auf ihn sollten wir am meisten hören.

Diese drei Erscheinungsformen bilden zusammen ein gutes Team. Gleichzeitig ist es wichtig, dem Gourmet-Faulpelz und dem Wohltäter immer mehr Anteile in unserem Leben zu verschaffen und den Einfluss des Kritikers und des Gauner-Faulpelzes zurückzudrängen.

Lösungsvorschläge und Tipps

Zur Entwicklung des Selbstwerts Ihres Kindes beachten Sie folgende Ratschläge:

1. Nehmen Sie Ihr Kind an, wie es ist, mit seinen Stärken und seinen Schwächen.
2. Geben Sie Ihrem Kind Liebe und Zuwendung, unabhängig davon, ob es erfolgreich ist und Ihren Erwartungen entspricht oder nicht.
3. Unterstützen Sie das Selbstvertrauen Ihres Kindes: Hierzu zählt, dass wir es akzeptieren, wenn das Kind gelegentlich Schwächen hat, Fehler macht und nicht perfekt ist. Helfen Sie bei einer sachlichen Aufarbeitung von Problemen.
4. Trauen Sie Ihrem Kind zu, die Komfortzone zu verlassen, Neues zu lernen und neue Herausforderungen anzunehmen. Selbstvertrauen bedeutet eine realistische Einschätzung des Könnens und den vertrauensvollen Umgang mit den eigenen Grenzen. Ein stabiler Selbstwert fördert die Geborgenheit im sozialen Netz und vermittelt uns das Gefühl, angenommen und gebraucht zu werden.
5. Belohnen Sie nicht mit Süßigkeiten. Problemlösung und Versöhnung sollen nicht ausschließlich durch gutes Essen erfolgen.
6. Achten Sie darauf, dass Essen nicht als Kompensator eingesetzt wird, etwa als Trost- und Beruhigungsmittel.

7. Kommentieren Sie Figur und Aussehen Ihres Kindes nicht abwertend; Essen darf nicht zu einem Machtspiel zwischen Ihnen und dem Kind werden.
8. Beachten Sie Ihre Vorbildwirkung und führen Sie selbst ein Selbstwerttraining mithilfe eines „Tagebuchs des Wohlwollens" durch.

Das „Tagebuch des Wohlwollens"

Lassen Sie den Tag vor Ihrem inneren Auge vorüberziehen und denken Sie ausschließlich an positive Dinge, die Sie heute mit Ihrem Kind erlebt haben. Ihr Gehirn soll geschult werden, häufiger positive Gedanken zu produzieren, damit Sie eine optimistischere Grundhaltung entwickeln können.

Notieren Sie in Ihrem Tagebuch, was Ihnen an diesem Tag gut gelungen ist (Kompetenzen).

Welches kreative Spiel haben Sie heute ausprobiert? Haben Sie das Kind zum Probieren motivieren können? Haben Sie Ihrem Kind etwas beigebracht? Waren Sie geduldig beim Zuhören?

Welche sozialen Momente/Kontakte sind Ihnen in Erinnerung?

Haben Sie eine non-verbale Botschaft Ihres Kindes wahrnehmen können? Haben Sie Menschen getroffen, die freundlich, interessiert oder hilfsbereit waren?

Was haben Sie Positives erlebt (Sinneswahrnehmungen, etwa Natur, Geschmack, Gefühle, Umgebung)?

Haben Sie einen Tipp aus diesem Buch umsetzen können? Haben Sie Ihr Kind bei der Zubereitung von Essen mit eingebunden? Haben Sie ein Geruchs- oder Geschmacksquiz ausprobiert?

Der „gute" Ernährungstag

Frühstücken ist wichtig!
„Morgenstund hat Gold im Mund!" Diese bekannte Redewendung lässt sich auch auf die Ernährung umlegen. In der Realität sieht das oft anders aus: Es herrscht Hektik und für ein ausgewogenes, gesundes Frühstück bleibt keine Zeit. Wenn überhaupt etwas gegessen wird, dann muss es schnell zubereitet und ebenso schnell vertilgt sein. In der Hitze des Gefechts zählt ausschließlich, dass das Kind versorgt ist und der stressige Morgenalltag sich ohne bleibende Kollateralschäden bewältigen lässt.

Doch was bräuchten unsere Kinder für einen gesunden Start in den Tag nun wirklich? Für eine gelungene Morgenmahlzeit gibt es ein paar Grundprinzipien:

1. Das Frühstück soll Ihrem Kind schmecken!
   Das gesündeste Essen der Welt erfüllt nicht seinen Zweck, wenn es nicht auch mit Freude und Genuss verzehrt wird!

2. Vollkorn ist die beste Wahl!

Für einen erfolgreichen Schultag brauchen Kinder ausreichend Energie und viele Nährstoffe. Aus diesem Grund ist es wichtig, sich auf Lebensmittel zu konzentrieren, die Ihr Kind satt machen und es gleichzeitig dabei unterstützen, möglichst lange leistungsfähig und konzentriert zu bleiben. Dafür bieten sich Lebensmittel mit komplexen Kohlenhydraten besonders gut an. „Komplex" bezieht sich auf die chemische Struktur und bedeutet in diesem Fall, dass es sich um Mehrfachzucker handelt. Diese finden wir unter anderem in Müsli, Vollkornbroten aller Art oder diversen Getreidebreien. Das in diesen Produkten verwendete Korn muss unbehandelt und im Ganzen verarbeitet worden sein. Der Verzehr von naturbelassenen Körnern reduziert das Risiko von Herz-Kreislauf- und Darmerkrankungen. Diese Tatsache schreibt man insbesondere dem hohen Ballaststoffanteil von Vollkornprodukten zu. Komplexe Kohlenhydrate sorgen für einen eher flachen Verlauf der Blutzuckerkurve, sodass Ihr Kind weder belastenden Blutzuckerspitzen ausgesetzt ist noch unter einem raschen Blutzuckerabfall leiden wird. Zusätzlich stellen Vollkornprodukte ideale Lieferanten für Vitamine, gesunde Fette, Mineralstoffe und Spurenelemente dar, weswegen sie auch gerne als „Vollwert-Lebensmittel" bezeichnet werden.

Nur: Nicht alle „dunklen" Brotsorten oder „Kornweckerln" werden aus dem vollen Getreidekorn hergestellt. Fragen Sie deswegen beim Bäcker explizit nach und vergewissern Sie sich, dass es sich auch wirklich um Vollkornprodukte handelt.

3. Nehmen Sie sich Zeit und versuchen Sie, mit Ihrem Kind in Ruhe zu essen!
Nicht nur was, sondern auch wie und wie viel wir essen, ist von entscheidender Bedeutung. Sorgfältiges, bewusstes Kauen und Schmecken stellen die Grundbedingungen eines gesunden Essverhaltens dar. Wer ausreichend kaut, genießt und schmeckt nicht nur intensiver, sondern hilft seinem Körper dabei, Lebensmittel vorzuverdauen, noch bevor sie in den Magen gelangen.
Tipp für Müslifreunde: Es ist ratsam, die rohen Getreidekörner oder Flocken über Nacht in Wasser anzusetzen. Dadurch quellen sie auf und werden leichter verdaulich. Durch diese Zubereitungsweise wird der Magen entlastet. Haben Sie den Zeitpunkt verpasst, so können Sie den gleichen Effekt erzielen, wenn Sie das Müsli kurz vor dem Verzehr mit etwas Wasser aufkochen.

4. Stellen Sie das Müsli selbst zusammen!

Vorgefertigte Müslis enthalten Zutaten, die entweder in zu großen Mengen (z. B. Salz) oder generell ungesund sind. Hier finden Sie eine Checkliste der Zutaten, die das Müsli Ihrer Kinder lieber NICHT enthalten sollte:

☐ Zucker
☐ Salz
☐ künstliche Aromen
☐ Konservierungsmittel
☐ Gerstenmalzextrakt
☐ Natriumphosphate
☐ diverse E-Nummern
☐ Stärke
☐ Säureregulatoren
☐ Tricalciumphosphat
☐ Farbstoffe
☐ Emulgatoren
☐ Calciumcarbonat
☐ Palmfett

5. Achten Sie darauf, wie viel Ihr Kind isst!

Zwingen Sie Ihr Kind keinesfalls dazu, die ganze Portion aufzuessen, lassen Sie es selbst entscheiden, wie viel es essen möchte. Sollten die Augen aber immer wieder größer sein als der Hunger, so versuchen Sie, mit der Zeit die passende Portionsgröße zu finden. Nichts zu frühstücken wäre ungünstig, zu viel zu essen aber ebenso!

6. Versuchen Sie auch beim Frühstück zu variieren.
Ich möchte versuchen, Ihnen anhand von Müsli ein paar Ideen und Anregungen zu geben: Welche Art von *Getreide* Sie verwenden, ist eigentlich egal. Sie und Ihr Kind haben die Wahl zwischen Weizen, Dinkel, Roggen, Amaranth, Kamut u.v.m. Hauptsache, es schmeckt!
Körner allein sind langweilig. Kinder lieben den süßen Geschmack und freuen sich auch beim Essen über bunte Farben. Als süße Komponente im Müsli eignet sich frisches *Obst* am besten. Die Sorte ist dabei irrelevant. Lassen Sie Ihr Kind entscheiden, ob es lieber Beeren, Bananen oder eher Zitrusfrüchte essen möchte. Auch *Trockenfrüchte* sind erlaubt, enthalten aber beträchtliche Mengen an konzentriertem Fruchtzucker. Als Alternative zu süßem Obst darf ab und zu auch ein bisschen Honig oder Agavendicksaft verwendet werden.
Weitere gesunde Zutaten stellen *Leinsamen* und *Nüsse* dar. Leinsamen enthalten Alpha-Linolensäure, eine mehrfach ungesättigte Fettsäure. Obendrein können Leinsamen auch bei diversen Verdauungsproblemen helfen. Nüsse aller Art enthalten neben gesunden Fetten zusätzlich viel Vitamin E.

Dieses wertvolle Antioxidans unterstützt die kognitive Leistungsfähigkeit und stärkt unser Immunsystem.

7. Verwenden Sie überwiegend Magermilch-Produkte! Generell empfehlen Ernährungsgesellschaften, den Anteil an tierischen Fetten in der Nahrung zu reduzieren. Das minimiert das Risiko von Zivilisationskrankheiten. Diese Empfehlung bezieht sich nicht nur auf den Konsum von Milch, sondern gilt auch für Joghurts, Topfen o. Ä. Magermilch definiert sich durch einen Fettanteil, der bei weniger oder gleich 1,5 Prozent Fett liegt.

Ein gesundes, ausgewogenes und nährstoffreiches Frühstück könnte so aussehen:

☐ Vollkornmüsli mit frischen Früchten, Leinsamen und ein paar Nüssen

☐ Vollkornbrot mit fettreduzierter Margarine oder Magerfrischkäse. Dazu wahlweise zuckerreduzierte Marmelade, ein wenig Honig, Magerkäse, magerer Schinken, eine Scheibe Lachs, frische Kräuter (z. B. Kresse oder Schnittlauch) oder frisches Gemüse (z. B. Tomaten-, Gurken- oder Paprikascheiben)

☐ Vollkornbrot mit körnigem Frischkäse, dazu wahlweise ein weiches Ei, ein Spiegelei oder eine kleine Omelette

- Magerjoghurt mit frischen Früchten, Leinsamen und ein paar Nüssen oder Vollkornflocken
- Vollkorn-Getreidebreie (am besten aus dem Reformhaus) mit frischen Früchten, Nüssen und Leinsamen

Nicht verboten, aber voll von versteckten Fetten, Einfachzuckern und leeren Kalorien und deshalb sparsam zu genießen, sind
- Semmeln/Brötchen
- Kipferln/Hörnchen/Croissants
- fertige Cerealien
- Mohnschnecken
- Topfengolatschen
- Muffins etc.

Das Frühstücksgetränk

Kinder trinken gerne Kakao. Vor allem Fertig-Kakaogetränke enthalten aber sehr viel Zucker, der Energiegehalt einer Portion entspricht in der Regel dem einer kompletten Mahlzeit. Man kann den Kakao aber mit natürlichem Kakaopulver und Magermilch selbst anrühren, dann sieht die Sache schon etwas anders aus.

Ideal wären Wasser, ungezuckerte Tees oder ab und zu auch ein Glas (fettreduzierte) Milch.

Obwohl frisch gepresste Fruchtsäfte sehr gesund sind, sollte man auch diese nicht maßlos konsumieren.

Ein großes Glas frisch gepresster Orangensaft liefert nicht unbeträchtliche Mengen an Kalorien und Zucker. Aus diesem Grund ist es sinnvoll, frisch gepresste Säfte immer mit Wasser zu verdünnen.

Jedenfalls sollten Sie dafür Sorge tragen, dass Ihr Kind morgens nicht nur ausreichend isst, sondern auch genügend trinkt.

Der Mittagstisch

Das Problematische am Mittagessen liegt meist darin, dass Kinder zu diesem Zeitpunkt oft auswärts essen und somit einer fremden Küche (z. B. Schulkantine) „ausgeliefert" sind.

An dieser Stelle kommt das Lunchpaket ins Spiel (siehe *Mobiles Mittagessen* S. 130). Wer dem Schulkantinenessen kein Vertrauen schenken möchte, sollte die Sache selbst in die Hand nehmen. Denn es muss de facto nicht immer etwas Warmes sein! Dass warmes Essen für Kinder gesünder ist als kaltes, gehört zu den Ernährungsmythen und ist schlichtweg falsch. Eine von Ihnen zu Hause liebevoll zubereitete gesunde kalte Mahlzeit unterstützt die Gesundheit Ihres Kindes um vieles mehr als die aufgewärmte Pizzaschnitte aus der Schulkantine. Natürlich gibt es mittlerweile zahlreiche Schulen, die durch innovative Maßnahmen ihrer Kantinen und gesundes Schulessen mit gutem Beispiel vorangehen, die überwiegende

Mehrheit der Schulen handhabt dies jedoch immer noch anders.

Falls Sie Ihr Kind mittags zu Hause verpflegen können, so schöpfen Sie einmal so richtig aus dem Vollen: Da beim Frühstück idealerweise der Anteil komplexer Kohlenhydrate dominiert, für die Entwicklung des kindlichen Körpers aber auch *Eiweiß* sehr wichtig ist, sollten wir nun auch an diese Komponente denken.

Natürlich bietet sich Fleisch an, es stehen uns aber auch zahlreiche fleischlose Eiweißquellen zur Verfügung. VegetarierInnen leben auch ohne Fleisch gut, sie leben aber nicht gesünder als Menschen, die Fleisch in vernünftigen Mengen konsumieren.

Eiweißreiche Alternativen zu Fleisch sind

- Fisch
- Meeresfrüchte
- Eier
- Hülsenfrüchte (Linsen, Bohnen oder Erbsen; Hülsenfrüchte gehören zwar primär zur Gruppe der Kohlenhydrate, enthalten aber zusätzlich eine gute Portion Eiweiß)
- magere Milchprodukte (körniger Hüttenkäse, Topfen/Quark)
- Sojaprodukte (Tofu)

Und natürlich *Vitamine!* Lösen Sie sich bitte zuallererst von der Vorstellung, dass es sich bei Gemüse lediglich um eine Beilage handelt. Es sollte nämlich tatsächlich den Hauptbestandteil unseres Essens ausmachen. Dabei ist irrelevant, welche Art von Gemüse Ihr Kind bevorzugt. Hauptsache, es wird reichlich davon gegessen!

Machen Sie sich bitte keine Gedanken über exakte Prozentanteile von Kohlenhydraten, Eiweißen oder Fetten auf Ihrem Speiseteller. Entscheiden Sie aus dem Bauch heraus und folgen Sie den Ratschlägen in diesem Buch. Je umständlicher Sie an die Essensgestaltung herangehen, umso komplizierter wird die Sache. Damit steigt die Gefahr, dass Sie die Lust verlieren, sich mehr mit dem Essen zu beschäftigen. Also: Keep it simple!

Der Bedarf der einzelnen Komponenten ist individuell verschieden und von zahlreichen Faktoren abhängig. Für die optimale Verteilung sollten das Alter, das Geschlecht, die Körpergröße, das Körpergewicht und auch der Aktivitätsgrad Ihres Kindes mit einbezogen werden.

Nichts falsch machen können Sie, wenn Sie sich beim Mittagessen für Ihre Kinder an folgenden Richtwert halten:

- 70 g Kartoffeln, Nudeln oder Reis
- etwa 100 g Fisch oder Fleisch
- wenig pflanzliches Fett (etwa 1 bis 2 EL)
- Gemüse in unlimitierter Menge

Achten Sie bitte darauf, dass Ihr Kind auch bei der Mittagsmahlzeit ausreichend trinkt! Ob das vor, während oder nach dem Essen stattfindet, ist eigentlich egal. Ist der Magen mit viel Flüssigkeit gefüllt, vergeht der Hunger. Wenn Ihr Kind tendenziell zu wenig isst, würde ich das Trinken zum Essen empfehlen und eher nicht davor. Sollte Ihr Sprössling auswärts essen, so hat es sich bewährt, Kindern bunte Trinkflaschen mit lustigen Motiven mitzugeben, die nach Belieben be- oder nachgefüllt werden können. Das Lieblingsmotiv Ihres Kindes soll dazu animieren, die Trinkflasche so oft wie möglich zu verwenden.

Geeignete Getränke sind:

- ☐ Leitungs- oder Mineralwasser
- ☐ Wasser mit einem Schuss frisch gepresstem Orangen- oder Zitronensaft
- ☐ sehr stark verdünnte Fruchtsäfte oder Sirups
- ☐ selbstgemachte, zuckerfreie kalte Tees

Nehmen Sie unbedingt Abstand von zuckerhaltigen Getränken wie Fertigfruchtsäften und Limonaden! Auch bei fertigen Eisteemischungen handelt es sich meistens um Zuckerbomben.

Mobiles Mittagessen

Wer seinem Kind ein gesundes Mittagessen zubereiten und ihm dieses in die Schule mitgeben möchte, kann sich an den zuvor besprochenen Empfehlungen orientieren. Sandwichs schmecken allen Kindern und lassen sich ganz einfach und schnell zubereiten.

Die wichtigsten Schritte für ein gesundes Sandwich:

- ☐ Entscheiden Sie sich immer für Vollkornbackware!
- ☐ Lassen Sie Ihrer Kreativität beim Belegen oder Füllen freien Lauf. Ein gut belegtes Weckerl/Brötchen sollte für das Mittagessen ausreichen. Wenn Sie Brotscheiben verwenden, braucht Ihr Kind je nach Scheibengröße vielleicht zwei Sandwichs.
- ☐ Gehen Sie mit Butter und Margarine sparsam um und verwenden Sie zur Abwechslung auch einmal Magerfrischkäse- oder Gemüseaufstriche. Diese stellen eine gesunde Alternative zur fettreichen Butter dar.
- ☐ Die Füllung soll nicht nur aus Schinken oder Käse bestehen! Möglich sind auch: Salatblätter, Paprika-, Gurken- oder Tomatenscheiben, Radieschen, Avocados, Rote Rüben und frische Kräuter. Gestalten Sie den Inhalt der Mahlzeit reichhaltig, sieht es nicht nur nach mehr aus, sondern es schmeckt auch besser.
- ☐ Alternativtipp: Wer jeden Tag Brot zu essen bekommt, dem könnte die Lust am gesunden Essen rasch vergehen. Suppen, die man auch kalt genießen kann, oder Salate lassen sich gut vorbereiten und im Glas oder in der Dose ebenso einfach in die Schule mitgeben.

Wenn der Hunger groß ist, geben Sie Ihrem Kind eine gesunde ergänzende „Beilage" mit in die Schule. Vorzugsweise handelt es sich hierbei um Obst oder Gemüse. Beides ist sehr gesund, schnell verfügbar und bietet den Kindern eine breite Palette an Auswahlmöglichkeiten. Äpfel, Bananen, Weintrauben, Beeren oder Kirschen schmecken den meisten Kindern und lassen sich obendrein ganz unkompliziert mit den Händen essen. Wer Obst nicht mag oder es nicht verträgt, kann auf Gemüse zurückgreifen. Es ist sinnvoll, dieses in Streifen zu schneiden und als „Gemüsesticks" mit in die Schule zu geben. Kleine Essiggurken oder Radieschen lassen sich auch gut im Ganzen essen.

Und wenn Ihr Kind in der Schulkantine isst, sollten Sie sich, wenn möglich, im Voraus den Wochenspeiseplan geben lassen. Wählen Sie mit Ihrem Kind gemeinsam die gesündesten Speisen aus.

Das Abendessen

Ein chinesisches Sprichwort sagt: „Überlasse das Abendessen deinen Feinden!" Da es sich beim Abendessen oft um die einzige Mahlzeit handelt, bei der die gesamte Familie an einem Tisch zusammenfindet, man über Erlebnisse des Tages spricht, ein wenig Ruhe finden und seine Sorgen teilen kann, möchte ich mich diesem asiatischen Ratschlag nicht anschließen. Dennoch sollte man sich dessen bewusst sein, dass gerade zu diesem Tageszeitpunkt weniger mehr ist. „Satt, ohne voll zu sein" lautet die Devise – das ist kein Widerspruch in sich. Folgendes können wir ausgiebig speisen, ohne üppig Kalorien zuzuführen:

☐ Gemüse

☐ Salate

☐ mageres Fleisch

☐ Fisch

Der abendliche Verzehr von Salaten ist übrigens nicht ungesund! Tatsächlich gibt es Menschen, denen Rohkost am Abend schlecht bekommt. Diese sollten dann auch keine Salate, rohes Obst oder rohes Gemüse essen. Am besten probiert man einfach aus, ob Rohkost gut vertragen wird oder nicht.

Das Einschränken oder gar der Verzicht auf Kohlenhydrate am Abend fördert zahlreiche Stoffwechselprozesse und hormonelle Reaktionen in unserem Körper.

Diese biochemischen Veränderungen begünstigen den Abbau von Körperfett und sorgen zusätzlich für einen gesunden Schlaf. Da wir unsere Kohlenhydratspeicher am Morgen und zu Mittag ausreichend füllen, besteht kein Grund zur Sorge, dass wir mit Kohlenhydraten unterversorgt sind. In jedem Fall sollten wir besonders gegen Tagesende auf fettige, gebackene, frittierte oder panierte Speisen verzichten. Kleine bekömmliche Gerichte sind für den Abend ideal.

Vor dem Zubettgehen noch viel zu trinken, ist weniger ratsam. Wer spät abends versucht, das Flüssigkeitsdefizit des Tages auszugleichen, läuft Gefahr, sich selbst den Schlaf zu rauben, da eine voll gefüllte Harnblase auch nächtens geleert werden muss. Achten Sie deswegen darauf, dass Ihr Kind schon früh morgens damit beginnt, ausreichend ungezuckerte Flüssigkeiten zu sich zu nehmen.

Die Zwischenmahlzeit

Die Frage nach der richtigen Anzahl von Tagesmahlzeiten beschäftigt ErnährungswissenschaftlerInnen, DiätologInnen und ÄrztInnen schon seit vielen Jahren. Trotzdem konnte bis heute noch immer kein Konsens gefunden werden, ob es ratsamer ist, mehrere kleine Mahlzeiten oder „nur" drei etwas größere Mahlzeiten pro Tag zu verzehren. Viele ExpertInnen, viele verschiedene Meinungen.

Ich persönlich bin ein Verfechter der „3-Mahlzeiten-pro-Tag-Theorie". Da Kinder und Jugendliche aber nur eingeschränkt mit Erwachsenen vergleichbar sind, möchte ich an dieser Stelle auf die gesunde Zwischenmahlzeit eingehen. Ich bleibe jedoch davon überzeugt, dass diese nur notwendig ist, wenn die Vollmahlzeiten nicht optimal ausfallen. Für den Alltag würde das bedeuten: Wer sein Frühstück und sein Mittagessen richtig gestaltet, wird auf Zwischenmahlzeiten und Snacks spielend verzichten können. Da viele Kinder in den frühen Morgenstunden aber keinen großen Hunger haben und deswegen zu diesem Zeitpunkt sehr wenig essen, ist es sinnvoll und ratsam, auf den „Hunger zwischendurch" vorbereitet zu sein.

Dafür möchte ich Ihnen folgende Empfehlungen ans Herz legen:

1. Eiweiß sättigt optimal!
Kombiniert man komplexe Kohlenhydrate (z. B. Vollkornbrot) mit einer Eiweißkomponente, so ergibt sich daraus nicht nur eine ausgewogene Mahlzeit, sondern auch eine ideale Zusammenstellung, um möglichst lange satt zu bleiben.
Als Eiweißquelle auf einem Brot eignen sich:
□ magerer Schinken
□ Magertopfen- oder Magerfrischkäseaufstriche
□ körniger Hüttenkäse
□ Tofuscheiben
□ fettarme Aufstriche aus Hülsenfrüchten (z. B. Bohnen- oder Kichererbsenaufstrich)
□ sparsam, weil tierische Fette enthaltend: magerer Käse

2. Obst kann auch eine Mahlzeit sein!
Früchte gehören nach wie vor zu den Lebensmitteln, von denen wir zu wenig essen. Aber: Je nach

Sorte liefert Obst unterschiedlich große Mengen des Einfachzuckers Fruktose (Fruchtzucker). Aus diversen Untersuchungen ist bekannt, dass Fruchtzucker zwar zu einem Anstieg des Blutzuckerspiegels führt, dieser aber im Vergleich zum Traubenzucker milder ausfällt. Interessanterweise zeigen Studienergebnisse auch, dass ein Hungergefühl durch den Verzehr von Obst in den seltensten Fällen gestillt wird. Aus diesem Grund sollte eine Zwischenmahlzeit idealerweise nicht nur aus Obst bestehen. Sollte dies aber trotzdem der Fall sein, dann gilt es jene Sorten zu bevorzugen, die über einen niedrigen Zuckergehalt verfügen.

Davon sollen Ihre Kinder reichlich essen:

- Himbeeren
- Erdbeeren
- Heidelbeeren/Blau-/Schwarzbeeren
- Johannisbeeren
- Brombeeren
- Stachelbeeren
- Granatäpfel
- säuerliche Äpfel
- Papayas
- Kiwis

Davon lieber etwas weniger:

- Mangos

- ☐ Weintrauben
- ☐ Kirschen
- ☐ Zwetschken/Pflaumen
- ☐ Pfirsiche
- ☐ Marillen/Aprikosen
- ☐ Nektarinen
- ☐ Ananas

3. Trinken nicht vergessen!

Wer bei vorhandenem „Leeregefühl" im Bauch primär zur Wasserflasche greift, ausreichend trinkt und dann ein paar Minuten zuwartet, gibt sich selbst die Chance herauszufinden, ob man tatsächlich hungrig ist oder nur durstig. Wer wirklich Bedarf an Energie hat, den wird die Zufuhr von Flüssigkeiten nicht zufriedenstellen. Einfach ausprobieren!

Noch ein paar Tipps zur Zwischenmahlzeit

Fordern Sie Ihr Kind dazu auf, das Pausenbrot nicht nur zu essen, weil eben gerade Pausenzeit ist. Animieren Sie Ihren Sprössling dazu, mehr auf das innere Bauchgefühl zu hören und in sich hineinzuspüren, ob wirklich Hunger besteht. Der Abstand zwischen den einzelnen Mahlzeiten sollte ausgewogen sein. Wenn Ihr Kind um 8 Uhr morgens das Haus verlässt und gegen 13 Uhr wieder nach Hause kommt, wäre es sinnvoll, bei Bedarf gegen 10:30 Uhr eine Kleinigkeit zu essen und zu trinken. Achten Sie darauf, dass die Portionen nicht zu groß ausfallen. Hunger ist nichts Gefährliches und tatsächlich wäre es durchaus wünschenswert, wenn unsere Kinder mit einem gesunden Hungergefühl zum Mittagstisch kommen.

Essen unterwegs

Junk Food und Fast Food wie Burger, Pizza, Leberkäsesemmel oder Döner scheinen auf Reisen oder an einem langen Einkaufstag die Klassiker zu sein. Aber es geht auch anders:

☐ Sorgen Sie vor und nehmen Sie sich Ihren gesunden Snack einfach mit!

☐ Ein frischer Obstsalat oder ein Vollkornsandwich lässt sich problemlos transportieren.

☐ Essen Sie daheim noch einen gesunden Snack, bevor Sie und Ihr Kind das Haus verlassen. Ist der Magen leer, kommt der große Hunger bestimmt, und dann spielt die Vernunft nur mehr eine untergeordnete Rolle.

☐ Erkundigen Sie sich gegebenenfalls bereits im Vorfeld nach einem Restaurant, das gutes und gesundes Essen anbietet.

☐ Sollten Sie wider Erwarten doch einmal in ein Restaurant geraten, das allem Anschein nach rein gar nichts Gesundes anbietet, so fragen Sie nach Salaten und Gemüsegerichten. Ein Salat mit Hühnerbruststreifen oder ein Stück Fisch mit Gemüse ist in nahezu allen Restaurants erhältlich.

Und noch ein paar Argumente, das belegte Vollkornbrot dem Fast Food vorzuziehen: Fast Food macht nicht nur dick, sondern scheinbar auch krank. Eine internationale ForscherInnengruppe führte kürzlich eine groß angelegte Studie durch, bei der 319.000 Jugendliche im Alter von 13 bis 14 Jahren aus insgesamt 51 Ländern befragt wurden. Die WissenschaftlerInnen interviewten die StudienteilnehmerInnen zu deren Essverhalten und versuchten dadurch, Zusammenhänge mit diversen Erkrankungen zu erkennen. Weiters wurden die Eltern von 181.000 Kindern im Alter zwischen 6 und 7 Jahren aus insgesamt 31 Ländern gebeten, Fragebögen, u. a. zum Essverhalten ihrer Kinder, auszufüllen. Im Mittelpunkt des Interesses standen Lebensmittel, die Einfluss auf die Entstehung von Asthma haben könnten. Zusätzlich wurden Angaben zu sportlichen Aktivitäten und dem Fernsehverhalten der Kinder evaluiert.

Das Ergebnis der Studie zeigte, dass Kinder und Jugendliche, die zumindest dreimal pro Woche Fast Food essen, tatsächlich ein deutlich erhöhtes Risiko für Asthma, Heuschnupfen und allergische Hautausschläge haben. Die genaue Ursache dafür blieb dabei unklar. Erfreulicherweise bestätigte sich zusätzlich auch Gegenteiliges, nämlich dass der Konsum von mindestens drei Obstmahlzeiten pro Woche eine gewisse Schutzwirkung vor diesen Erkrankungen mit sich bringt.

10 goldene Ernährungsregeln

Ernährungsberatung ist nicht nur etwas sehr Persönliches, sondern auch etwas sehr Individuelles. Damit der Erfolg nachhaltig ist, bedarf es neben Feingefühl und Verständnis auch einer maßgeschneiderten Strategie für jede/n Einzelne/n. Wenn Sie meinen, fachliche Unterstützung täte Ihnen und Ihrer Familie gut, so zögern Sie nicht, sich diese auch zu verschaffen. Trotzdem kann man einige klare Empfehlungen für gesundes Ernährungsverhalten abgeben, die sich leicht anwenden und umsetzen lassen:

1. Achten Sie darauf, dass Ihr Kind und Sie TÄGLICH Obst und Gemüse essen.

2. Tauschen Sie so oft wie möglich Lebensmittel, die große Mengen einfache Zucker (z. B. Weißbrot) beinhalten, gegen komplexe Kohlenhydrate (z. B. Vollkornbrot) aus.

3. Achten Sie darauf, dass Ihr Kind und Sie genug trinken, vor allem ungezuckerte Flüssigkeiten wie Wasser und Tee.

4. Tragen Sie dafür Sorge, dass Ihr Kind und Sie keinesfalls täglich Fleisch essen. Ersetzen Sie Fleisch mindestens zweimal wöchentlich durch Fisch und bauen Sie ganz bewusst 1 bis 2 Tage pro Woche ein, an denen sich Ihre Familie rein vegetarisch ernährt.

5. Nehmen Sie sich ausreichend Zeit, um gemeinsam mit Ihrem Kind zu essen. Keinesfalls sollte hastig, im Stehen oder vor dem Fernseher gegessen werden. Auch Ihr Handy oder das Ihres Kindes ist neben dem gefüllten Teller fehl am Platz.

6. Achten Sie darauf, dass sich Ihr Kind weitgehend frei von Trans-Fetten (vor allem in Fertiggerichten und Gebackenem enthalten), Geschmacksverstärkern (z. B. Glutamat), Farbstoffen, künstlichen Aromen und Konservierungsmitteln ernährt.

7. Reduzieren Sie den Anteil tierischer (gesättigte Fettsäuren) Fette und verwenden Sie mehrheitlich pflanzliche Fette.

8. Versuchen Sie abends etwas weniger und nur leicht verdauliche Mahlzeiten zu essen. Große Portionen oder deftiges Essen belasten den Magen oft stundenlang, das kann zu Schlafproblemen und Albträumen führen.

9. Versuchen Sie sowohl Zucker als auch Zuckerersatzstoffe weitgehend zu meiden oder zumindest nur in kleinen Mengen zu konsumieren. Wer zu viel davon isst, kann unter Befindlichkeits- und Verdauungsstörungen leiden.

10. Sorgen Sie für ausreichend Bewegung. Regelmäßige körperliche Betätigung ist die Grundvoraussetzung für eine gesunde Entwicklung Ihres Kindes.

Gratulation!
Sie haben bis zum Ende gelesen

Außerdem haben Sie ein neues Regal aufgehängt, um Ihre vielen Kochbücher in Griffweite zu haben. Den Weg zum Bio-Markt können Sie blind mit dem Fahrrad fahren. Ihre Tochter ist jetzt Vegetarierin und beschwert sich, wenn im Gemüsefach kein Kohlrabi liegt. Ihr Sohn hat auf sein Referat „Gute Tischmanieren" eine Eins bekommen. Ihr/e PartnerIn und Sie besuchen neuerdings denselben Salsa-Kurs wie die Eltern des dicken Franzi. Sie haben sich durch eine Fernsehsendung dazu animieren lassen. Und Franzi findet das cool. Ob er demnächst im Kindertanzkurs landet?

Kann ein Buch wirklich Wunder wirken? Kann es nicht. Sie dürfen auch mit kleinen Erfolgen zufrieden sein.

Literatur

Addessi E. et al. (2005). Specific social influences on the acceptance of novel foods in 2 – 5-year-old children. Appetite 45, 264–271.

Alexy U. et al. (1999). Mahlzeitenverhalten von Kindern und Jugendlichen der DONALD-Studie. Forschungsinstitut für Kinderernährung Dortmund. Abstracts zum 36. Wissenschaftlichen Kongress der DGE e. V.

Bauer J. (2006). Warum ich fühle, was du fühlst. Intuitive Kommunikation und das Geheimnis der Spiegelneuronen. Hamburg: Hoffmann & Campe.

Burger J., von Rutenberg, J. (2011). Eltern, hört endlich auf, von gesundem Essen zu reden! Wie man Kämpfe am Esstisch vermeidet: Ein Gespräch mit dem Ernährungspsychologen Thomas Ellrott. Verfügbar unter: http://www.zeit.de/2011/17/Genuss-Interview [Datum des Zugriffs: 10.06.2013].

Burrmann U. (2005). Zur Vermittlung und intergenerationalen „Vererbung" von Sportengagements in der Herkunftsfamilie. In: Burrmann U. (Hrsg.): Sport im Kontext von Freizeitengagements Jugendlicher. Aus dem Brandenburgischen Längsschnitt 1998–2002. Köln: Sport und Buch Strauß, 207–265.

Coulthard H., Blisset J. (2009). Fruit and vegetable consumption in children and their mothers. Moderating effects of child sensory sensitivity. Appetite 52, 410–415.

Davis C.M.(1928). Self selection of diet by newly weaned infants. American journal of Diseases in Childhood, 651-679.

Deutsche Gesellschaft für Ernährung (DGE) e.V. (Hrsg.) (2004). Ernährungsbericht 2004. Verfügbar unter: http://www.dge.de/modules.php?name=News&file=article&sid=471 [Datum des Zugriffs: 10.06.2013].

Diehl J.M. (2005). Macht Werbung dick? Einfluss der Lebensmittelwerbung auf Kinder und Jugendliche. Ernährungs-Umschau 52(2), 40–46.

Dürrenschmied K. (2012). Gustatorische und olfaktorische Wahrnehmungsfähigkeiten von Kindern zwischen 10 und 13 Jahren. ERNÄHRUNG/NUTRITION 37, 149–159.

Eat Smarter, Popeye (o. J.). Verfügbar unter: http://eatsmarter.de/ernaehrung/ernaehrungsmythen/essen-kinder-dank-popeye-mehr-spinat [Datum des Zugriffs: 10.6.2013].

Eat Smarter, Verbote (o. J.). Verfügbar unter: http://eatsmarter.de/ernaehrung/ ernaehrungsmythen/ohne-verbote-essen-kinder-kontrollierter [Datum des Zugriffs: 10.6.2013].

Ellwood P. et al. (2013). Do fast foods cause asthma, rhinoconjunctivitis and eczema? Global findings from the International Study of Asthma and Allergies in Childhood (ISAAC) phase three. Thorax – an international journal of respiratory medicine 68(4), 351–360.

Elmadfa I. et al. (2012). Österreichischer Ernährungsbericht 2012. 1. Auflage, 1–410.

Fankhauser A., Bellowitsch K., Matthai Ch. (2013). Alle an einem Tisch. Das große Familienkochbuch. Wien: Christian Brandstätter Verlag.

Felder-Puig R. (2011). Health complaints of Austrian adolescents – results from the HBSC-survey 1994 to 2006. Wiener Medizinische Wochenschrift 161(7–8), 174–179.

Fette Kinderfänger (2013). Der Spiegel 29/2013. Verfügbar unter: http://magazin.spiegel.de/reader/index_SP.html#j=2013&h=29&a=1033617 39 [Datum des Zugriffs: 22.07.2013].

Frenkel X. (o. J.). Bewegen sich unsere Kinder genug? Verfügbar unter: http://www.eltern.de/kleinkind/gesundheit/sport-fuer-kinder.html [Datum des Zugriffs: 10.06.2013].

Gottschling C. (2009). Vorbilder statt Verbote. Verfügbar unter: http://www.focus.de/gesundheit/ernaehrung/gesundessen/tid-13387/ernaehrung-teil-5-vorbilder-statt-verbote_aid_370514.html [Datum des Zugriffs: 10.06.2013].

Hastings G. et al. (2003). Review of research on the effects of food promotion to children. Glasgow: Centre for Social Marketing. Verfügbar unter: www.csm.strath.ac.uk [Datum des Zugriffs: 10.06.2013].

Hüther G. (2006). Gebrauchsanleitung für das menschliche Gehirn. Göttingen: Vandenhoeck und Ruprecht.

Kanning, U.P. (2000). Selbstwertmanagement. Die Psychologie des selbstwertdienlichen Verhaltens. Göttingen: Hogrefe.

Kinzl J., Kiefer I., Kunze M. (2004). Besessen vom Essen. Wien: Kneipp Verlag.

Klein A. (2011). Essen und Kinder. Verfügbar unter: http://www.ich-bin-dannmal-schlank.de/2011/04/essen-und-kinder/ [Datum des Zugriffs: 10.06.2013].

Koletzko B. (2005). Was macht Kinder dick? Ernährungs-Umschau, 52(3), 94–98.

Liem D.G. et al. (2004). Sweet preferences and sugar consumption of 4- and 5-year-old children: role of parents. Appetite 43, 235–245.

O.V. (o. J.). Richtig essen und trinken – (k)ein Kinderspiel? Verfügbar unter: www.forum-ernaehrung.at [Artikel erstellt/geändert am 1.10.2002].

Page K.A. et al. (2013). Effects of Fructose vs Glucose on Regional Cerebral Blood Flow in Brain Regions Involved With Appetite and Reward Pathways. Journal of the American Medical Association 309(1), 63–70.

Potreck-Rose F., Jacob G. (2008). Selbstzuwendung, Selbstakzeptanz und Selbstvertrauen. Psychotherapeutische Intervention zum Aufbau von Selbstwertgefühl. 5. aktualisierte Auflage. Stuttgart: Pfeiffer bei Klett-Cotta.

Potreck-Rose F. (2009). Von der Freude, den Selbstwert zu stärken. 5. Auflage. Stuttgart: Klett-Cotta.

Pudel V., Westenhöfer J. (2003). Ernährungspsychologie. Eine Einführung. 2. Auflage. Göttingen: Hogrefe.

Sánchez-Villegas A. et al. (2011). Dietary Fat Intake and the Risk of Depression: The SUN Project. PLoS ONE – a peer-reviewed, open access journal 6(1), e16268.

Schmelz A. (o. J.). Eltern als Vorbild beim Essen – Gesund essen lernen durch Vorbilder. Verfügbar unter: http://www.elternwissen.com/ernaehrung-kinder/gesund-essen/art/tipp/sie-als-vorbild-beim-essen.html [Datum des Zugriffs: 10.06.2013].

Schneider I. (2005). Von oder vor der Glotze dick? Lebensmittel-Werbung im Kreuzverhör. aid Presseinfo 21/05 vom 25.05.2005.

Schneider M. et al. (2013). Impact of Pubertal Stage at First Drink on Adult Drinking Behavior. Alcoholism: Clinical and Experimental Research (Epub ahead of print).

Schröder E.-M. (2010). Mein Kind ist (zu) dünn – Suppenkasper zum Essen motivieren. Verfügbar unter: https://www.familienhandbuch.de/ernaehrung/von-kindern-und-jugendlichen/mein-kind-ist-zu-dunn-suppenkasper-zum-essen-motivieren [Datum des Zugriffs: 10.06.2013].

Schütz A. (2000). Psychologie des Selbstwertgefühls. Von Selbstakzeptanz bis Arroganz. Stuttgart: W. Kohlhammer.

Sellin I. (2006). Die Multidimensionale Selbstwertskala (MSWS). Göttingen: Hogrefe.

SID (2011). Vorbilder. Fußball-Superstars für Jugendliche wichtiger als Eltern. Verfügbar unter: http://www.t-online.de/eltern/erziehung/id _52730352/vorbilder-fussball-superstars-fuer-jugendliche-wichtiger-als-eltern.html [Datum des Zugriffs: 10.06.2013].

Sophie Karmasin Market Intelligence GmbH. (2012). „Darauf legen Österreichs Eltern bei der kulinarischen Erziehung ihrer Kinder wert". Online-Befragung. Zit. nach: Fehringer A., Köpf T., Berger H.: Kleine Gourmets ganz groß? Falstaff Junior Magazin 2012, 54–59.

Trabulsi J.C., Mennella J.A. (2012). Diet, sensitive periods in flavour learning, and growth. International Review of Psychiatry 24(3), 219–230.

Wörz T. (2011). Die Mentale Einstellung. Wien: egoth.

Wörz T., Lecheler J. (2010). Die Psyche des Leistungssportlers – die komplexe Herausforderung, ein Talent zu begleiten. Lengerich: Pabst.

Wörz T., Lecheler J. (2012). Nachwuchsleistungssport: Heute eine Überforderung? Lengerich: Pabst.

Bibliografische Information der Deutschen Nationalbibliothek
Die Deutsche Nationalbibliothek verzeichnet diese Publikation in der
Deutschen Nationalbibliografie; detaillierte bibliografische Daten sind im Internet
über http://dnb.d-nb.de abrufbar.

1. Auflage

Lektorat/Redaktion: Inge Fasan
Covergestaltung und Satz: Fuhrer, Wien
Coverfoto: © Markus Rössle

Schrift: Apex New & Apex Serif
Papier: Munken Print White

ISBN 978-3-85033-751-9

Christian Brandstätter Verlag
GmbH & Co KG
A-1080 Wien, Wickenburggasse 26
Telefon (+43-1) 512 15 43-0
Telefax (+43-1) 512 15 43-231
E-Mail: info@cbv.at
www.cbv.at

Designed in Austria, printed in the EU